Achim Haug

Das kleine Buch von der Seele

Achim Haug

Das kleine Buch von der Seele

Ein Reiseführer durch unsere Psyche und ihre Erkrankungen

C.H.Beck

Satz: Druckerei C.H.Beck, Nördlingen
Druck und Bindung: CPI – Ebner & Spiegel, Ulm
Umschlaggestaltung: Geviert, Grafik & Typografie, Florian Scheuerer
Umschlagabbildung: Kopf: Illustration zu Guerins «Picturesque Dictionary of Natural History», ca. 1830 (Ausschnitt), Foto: akg-images/Science Photo Library; Seiltänzerin: Illustration aus «An Illustrated Vocabulary for the Use of the Deaf and Dumb», 1857, Foto: Private Collection/© Look and Learn/ Bridgeman Images
Gedruckt auf säurefreiem, alterungsbeständigem Papier
(hergestellt aus chlorfrei gebleichtem Zellstoff)
Printed in Germany
ISBN 978 3 406 70392 8

www.chbeck.de

Inhalt

Wenn das Leiden einen Namen erhält

Aus dem Gleichgewicht – Beispiele

Patienten in der psychiatrischen Klinik

Alles eine Frage der Balance

Die Sache mit der Seele

Blick auf ein unsichtbares Organ

Rudolf Virchow, der berühmte Arzt, Anatom und Pathologe, lebte zwischen 1821 und 1902 und verbrachte die meiste Zeit seines Berufslebens an der Charité in Berlin. Er hat einmal gesagt, er habe so viele Leichen in seinem Leben seziert, aber noch nie eine Seele gefunden. Gibt es sie vielleicht gar nicht? Oder hätte der Zellforscher Virchow sich mehr mit dem lebendigen Menschen als mit Leichen beschäftigen sollen, wenn er die Seele finden wollte? Wenn es sie gar nicht gibt, wie ist es dann zu erklären, dass sie in so vielen Redensarten eine Rolle spielt und in so vielen Facetten in unserer Sprache vorkommt?

Wir lassen unsere Seele baumeln, wenn es uns gut geht, manchmal brennt uns aber auch etwas auf der Seele. Wenn das der Fall ist, reden wir es uns von der Seele, und dann endlich hat die liebe Seele Ruh. Wir versprechen etwas aus tiefster Seele, und wenn wir es trotzdem nicht halten können, lastet es uns schwer auf der Seele. Manchmal möchten wir uns dann am liebsten die Seele aus dem Hals schreien. Der Ort, in dem ich lebe, hat ungefähr 12 000 Seelen, und nachts ist keine Seele mehr unterwegs. Nicht von allen, die dann brav zuhause sind, kann man aber auch sagen, sie seien eine brave Seele oder gar eine Seele von Mensch.

Überhaupt verträgt die Seele viele Adjektive. Sie kann nicht nur brav, sondern auch ehrlich sein, treu natürlich, aber auch schlicht. Schließlich gibt es auch schöne Seelen und russische. Die sind meistens etwas melancholisch ausgestattet, aber mit sehr viel Gefühl, mit Seele eben. Wenn wir uns später etwas mit der Ideengeschichte der Seele beschäftigen werden, wird vielleicht der eine oder andere von Ihnen sagen: Meiner Seel', ist das kompliziert!

Die Seele ist nicht selten bedroht. Nicht nur, weil manchmal jemand wie der Teufel hinter der armen Seele her ist. Vielmehr möchte man meinen, dass die Seele nicht selten mit einem Ach! verbunden ist. *Zwei Seelen wohnen, ach! in meiner Brust*, sagt Faust und es kommt dann sogar noch schlimmer, denn die eine will sich von der anderen trennen. Und Friedrich Schiller klagt in einem Distichon aus den «Xenien»: *Spricht die Seele so spricht ach! schon die Seele nicht mehr.*

Das Ach! und die Seele

Das Ach! hat aber nicht nur eine klagend abstrakte Bedeutung in der Dichtung, die mit der Seele verbunden ist. Die alten Ägypter kannten auch schon ein Ach. Sie stellten es sich als ein mehr oder weniger reales Wesen vor, in Bildern oft als Ibis dargestellt. Der Mensch wird von Geburt an von einem Ka und einem Ba bewohnt. Das Ach kommt im Laufe des Lebens dazu. Alle drei sind im Leben eng verbunden, leben im Körper und bilden wohl das, was später als Seele bezeichnet wurde. Es gab für die alten Ägypter also eine dreigeteilte Seele. Der Sinn dieser Dreiteilung wird nach dem Tod eines Menschen deutlich. Erst dann entfalten Ka, Ba und Ach einen getrennten Einfluss und verlassen zunächst einmal den Körper. Das Ba kehrt immer wieder zum Körper zurück und ist so etwas wie der direkte Beschützer. Das Ka stellten sich die Ägypter als die Lebenskraft vor, die ihren Einfluss in Bildern und Statuen entfaltet, vielleicht am ehesten so etwas wie das Weiterleben in der Erinnerung der anderen. Wenn Ba und Ka nach dem Tode zusammenwirken und wenn durch gute Lebensführung ein Ach ausgebildet wurde, wird dieses nach dem Tod eines Menschen in den Himmel aufsteigen und dort zu einem Stern werden. Eine schöne Ursprungsvorstellung des *Ach, zwei Seelen leben in meiner Brust*. Die Geschichte zeigt, wie alt die Auseinandersetzung mit der Seele ist. Sie ist immer eigentlich eine Auseinandersetzung mit dem Menschen, und es gibt darüber wohl Diskussionen, solange es Menschen gibt.

Der Sitz der Seele

Über den Aufenthaltsort der Seele gab es seit griechischen Tagen viele Vermutungen. Der Kopf, das Herz, aber auch die Leber wurden als Wohnort der Seele gesehen. Nicht nur der Sitz der Seele hat aber die Menschen seit alters beschäftigt, sondern überhaupt das Problem des Verhältnisses von Körper und Seele, heute spricht man vom Leib-Seele-Problem. Die Gedanken darüber, wie sich die beiden zueinander verhalten, sind schon sehr alt. Ein schönes Sinnbild stammt von einem der ersten Philosophen im alten Griechenland. Heraklit hat das so veranschaulicht:

> *«Wie die Spinne, die in der Mitte ihres Gewebes sitzt, es merkt, sobald eine Fliege einen Faden ihres Gewebes zerstört und daher schnell dorthin läuft, als wenn sie sich über die Zerstörung ihres Fadens grämte, so eilt die Seele des Menschen, wenn ein Teil seines Körpers verletzt ist, schnell dorthin, als ob sie durch die Verletzung des Körpers gekränkt sei, mit dem sie fest in einem bestimmten Verhältnis verbunden ist.»*

Die Seele ist also mit dem Körper in einem bestimmten Verhältnis verbunden. Aber in welchem? Auch für die Philosophen nach Heraklit waren diese Fragen rund um die Seele bedeutsam. Platon hat wie später auch Descartes eine sogenannte substanz-dualistische Auffassung vertreten. Die Seele muss nach Platon unabhängig vom Körper gedacht werden, mit diesem nur in der kurzen irdischen Lebenszeit verbunden. Sie macht das eigentliche Selbst eines Menschen aus. Sie ist für Erkenntnisse zuständig, für Wahrnehmungen und ihre Interpretation. Die Seele ist damit so etwas wie der Charakter des Menschen. Der Körper ist eher behindernd, eine Art Gefängnis der Seele, die sich erst nach dessen Tod richtig entfalten kann. Wenn Platon sich an die letzten Lebensstunden von Sokrates erinnert, hat dieser keine Angst vor dem Tod, sondern empfindet ihn als eine Befreiung, die Befreiung seiner Seele *(psyche)* vom hinderlichen Körper *(soma)*. Die Seele dagegen ist unsterblich. Das war eine Erklärung, die christliche Vorstellungen des Leib-Seele-Verhältnisses bis heute wesentlich beeinflusst hat.

Die Seele als das Wesen des Menschen

Eine andere Vorstellung von der Seele und ihrem Verhältnis zum Körper findet sich in der hebräischen Bibel. In einem sehr plastischen Bild wird dieses veranschaulicht. Gott schafft den Menschen aus Erde. Dann bläst er ihm Lebensatem durch die Nasenlöcher. Erst dadurch wird der Mensch zu einem lebendigen Wesen, genannt *nefesh*, was mit Seele übersetzt werden kann. Der Mensch erhält dabei nicht *nefesh*, sondern er wird zu *nefesh*. Luther übersetzt das so: «und also ward der Mensch eine lebendige Seele». Die Seele ist also nicht getrennt vom Körper und kommt irgendwie in ihn hinein, sondern der ganze Mensch ist Seele, wenn er denn einen belebten Körper hat, wenn er also Gottes Atem erfahren hat.

Aristoteles hat die Vorstellungen seines Lehrers Platon gut gekannt. Er hat sich aber von dessen Seelenkonzept abgewandt und eine weiterentwickelte Vorstellung der Seele entworfen, die eher dem hebräischen Konzept nahekommt. Nach seiner Ansicht sind Körper und Seele nicht unabhängig voneinander zu denken. Die Seele ist das Wesen des Menschen; die Frage nach einer Dualität von Körper und Seele ist also falsch gestellt. Die Seele ist die Verwirklichung des Körpers – oder besser: des ganzen Menschen. Mit dieser Lehre legte er sich nicht nur mit seinem philosophischen Vorgänger Platon an. Vielmehr entbrannte im Mittelalter ein erbitterter Streit um seine Auffassungen, weil das Christentum mit seinen abweichenden, auf platonischen Vorstellungen beruhenden Lehren immer wirkungsmächtiger wurde. Im 13. Jahrhundert kulminierte der Streit darin, dass von kirchlicher Seite das Studium Aristotelischer Lehrsätze unter Androhung der Exkommunikation verboten wurde. Ausdrücklich gehörte dazu der verbotene Satz, «dass die Seele vom Leib nicht getrennt werden kann» und «dass mit der Zerstörung der leiblichen Harmonie die Seele zerstört wird». Wie bei vielen Lehrverboten hat sich auch dieses nicht lange halten lassen, die Universität hat sich gegenüber der Kirche durchgesetzt.

Die Seele in der modernen Hirnforschung

Heute ist die allgemeine Auffassung der Neurowissenschaften, dass die Seele im Gehirn sitzt, von diesem generiert wird, oder sie ist einfach ein Synonym für das Gehirn. Gerhard Roth, Professor für Verhaltensphysiologie und Entwicklungsneurobiologie in Bremen, einer der bekanntesten modernen Hirnforscher, hat einem seiner Bücher den Titel gegeben «Wie das Gehirn die Seele macht». Diese Auffassung hat allerdings auch viele Kritiker. So erwähnte der Hirnforscher Michael Madeja, Geschäftsführer der Hertie-Stiftung, neulich bei einer Podiumsdiskussion in Frankfurt, Seele sei gerade das, was nicht in den Gehirnfunktionen aufgehe. Die kontroversen Diskussionen zeigen, dass die Sache mit der Seele noch lange nicht entschieden ist. Für die materialistische Sichtweise wollen wir aber doch noch einen der bedeutendsten Psychiater des 20. Jahrhunderts anführen. Eugen Bleuler war Direktor der Psychiatrischen Universitätsklinik in Zürich, dem Burghölzli. Sein größtes Verdienst war wohl, dass er durch seinen regen Austausch mit anderen Forschern als einer der ersten systematisch die psychotherapeutischen Ideen von Freud zur Behandlung der Geisteskranken, wie die Betroffenen damals noch hießen, einsetzte. Gerade bei ihm ist eher überraschend, dass er sich selbst als Materialisten bezeichnet. Für ihn war klar, wie es sich mit Psyche und Körper verhält. In seinem Buch über die «Naturgeschichte der Seele» schreibt er unter der Überschrift «Die Psyche ist eine Hirnfunktion»: «*Es ist eigentlich merkwürdig, dass ich diesen Satz an die Spitze stellen muss. So selbstverständlich er uns jetzt erscheint, es gibt doch immer noch viele Führende und Geführte, die ihn bestreiten.*» Selbst über die Religiosität schreibt er, dass «*sich das Entstehen der religiösen Vorstellungen und der Religionen aus dem zentralnervösen Reaktionsapparat ohne Hinzukommen irgendeines außerweltlichen Etwas verstehen lasse*». Und ganz im Sinne moderner Hirnforschung: «*Die Psyche ist eine Funktion des Gehirns.*» Allerdings geht er vorsichtig mit dem Begriff Seele um. Sein Buch von 1921 nennt er zwar die «Naturgeschichte der Seele und ihres Bewußtwerdens», erklärt aber gleich zu Beginn: «*Das Objekt der Untersuchung nenne ich Psyche, weil an den andern Ausdrücken zu viel metaphysischer Ballast hängt, der hier das Verständnis stört.*» Wir werden noch sehen, ob diese streng materialistische Blickrichtung der modernen Wissenschaftsauffassung erklärungsmächtig genug ist, Erleben und Verhalten der Kranken zu verstehen. Und ob die über die reinen Hirnfunktionen hinausgehenden Vorstellungen der Seele wirklich nur «metaphysischer Ballast» sein müssen.

Was also ist die Seele?

Auch in diesem Buch werden wir diese Grundsatzfrage nicht endgültig klären können. Wir werden uns ihr aber nähern, indem wir uns mit den Auswirkungen der Seele, insbesondere ihren Störungen beschäftigen. Wie so oft wird auch hier unser Verständnis einer Sache größer, wenn wir deren Störungen betrachten. Häufig merken wir erst, dass wir ein wichtiges Organ oder eine wichtige Körperfunktion haben, wenn diese Störungen aufweisen. Den Normalzustand unseres Herzens oder unserer Sehkraft nehmen wir kaum wahr. Erst wenn wir das Herz ungewöhnlich fordern oder wenn Rhythmusstörungen auftreten, merken wir, wie bedeutend dieses Organ ist. Erst wenn die Sehkraft eingeschränkt ist, nehmen wir bewusst die Funktion unserer Augen wahr. Das Grundthema wird also sein: Was geschieht, wenn seelische Funktionen aus dem Gleichgewicht geraten? Was geschieht, wenn psychische Krankheiten auftreten? Und wo treten diese auf? Sind es gestörte Hirnfunktionen, Dysbalancen im psychischen Apparat? Was also ist der Gegenstand der Psychiatrie – ist es die Seele, ist es das Gehirn? Christian Scharfetter hat in einem Standardwerk zur Psychopathologie dazu Folgendes geschrieben:

> *«Gegenstand der Psychiatrie ist jeweils ein ganzer Mensch in seiner Werdensgeschichte. Ganzheit ist ein angestrebtes Ideal. Zu einem möglichst ganzheitlichen Menschenbild ist der somatisch-physiologische, psychologische und soziale Bereich sowie die individuumsüberschreitende (transzendierende, spirituelle)*

Bewusstseinserstreckung zu berücksichtigen. Von solcher ganzen Lebensgestalt Kunde zu bekommen, wird nur gelingen, wenn wir den Menschen ernst nehmen, und sorgsam mit ihm sind.»

Beschreibt er da nicht eigentlich die Seele?

Humorvolles Nachdenken über die Psychiatrie

Kehren wir noch einmal zurück zum klagenden Ach! der Dichter, das auch Sprachlosigkeit ausdrückt. Es soll um seelische Krankheiten gehen, also um ein Erzählen über etwas, das einen manchmal – Ach! – sprachlos werden lässt. Aber Sprachlosigkeit lässt sich oft mit Abstand und Humor überwinden. In meinem Berufsleben habe ich neben den ernsten, manchmal verzweifelten Momenten auch viele heitere Dinge erlebt, neben dem Schweren auch das Leichte. Auch um diese Seite seelischer Störungen soll es in meinem Buch gehen. Ein wenig Hoffnung habe ich, dass das Buch dabei hilft, dass sich ein etwas weniger verkrampftes Bild der Psychiatrie einstellt. Ein humorvolles Nachdenken über Psychiatrie stelle ich mir sehr entspannend vor. Es kann den Schrecken verringern, der mit dem Wort verbunden ist und mit allen Vorstellungen, die dazu gehören. Ich wünschte mir, dass diese Darstellung den Abstand zwischen der Welt psychisch kranken und gesunden Erlebens verringert und die unheimlichen Vorstellungen zur Psychiatrie auf den Boden zurückholt. Der Dichter Jean Paul hat einmal über Humor geschrieben als *«jenes Lachen, in dem noch ein Schmerz und eine Größe ist»*. In diesem Sinn habe ich mich bemüht, auf eine leichte Art zu schreiben. Es ist niemals ein Lachen über jemanden. Und ich hoffe, dass ich damit auch den Betroffenen ganz aus der Seele spreche.

Was heißt schon normal?

Psychische Störungen in der gesellschaftlichen Diskussion

Diskussionen über die Bedeutung psychischer Störungen werden heute in der Gesellschaft breit geführt. Kaum ein Tag vergeht, an dem die Medien nicht einen Bericht über einen psychisch kranken Straftäter oder die ökonomische Bedeutung von seelischen Störungen bringen. Die Depression wird als Volkskrankheit bezeichnet, Burnout als Modediagnose, nicht nur für Manager. Wie es sich fachlich mit solchen gesellschaftlichen Meinungen verhält, werden wir in späteren Kapiteln vertiefen. Hier nur kurz ein paar Fakten zu den beiden Beispielen: Nach aktuellen Studien werden 43 Prozent aller Menschen einmal in ihrem Leben eine behandlungsbedürftige psychische Erkrankung erleben. Die meisten davon eine Depression. Die Weltgesundheitsorganisation WHO vermutet, dass depressive Störungen in wenigen Jahren bereits die häufigste Erkrankung überhaupt sein werden, noch vor den Herz-Kreislauf-Erkrankungen. Angesichts dieser Zahlen kann man schon von einer Volkskrankheit sprechen.

Ein Burnout dagegen ist laut den Diagnosesystemen, nach denen Erkrankungen klassifiziert werden, keine eigenständige Erkrankung. Trotzdem spricht heute jeder in Überlastungssituationen von einem Burnout, und es gibt einige gute Gründe, bestimmte

Verläufe dieser Störung als Erkrankung zu akzeptieren. Manchmal gilt es allerdings fast als schick, einen Burnout zu haben. Manche meinen, wenn man bisher noch keinen Burnout hatte, sei das nur ein Zeichen dafür, dass man noch nicht genug gearbeitet habe. Diese Meinungen deuten auf eine unzulässige Ausdehnung eines Krankheitsbegriffs hin.

Was beide Beispiele gemeinsam haben, ist die schwierige Abgrenzung von Problemen einerseits und Krankheit andererseits. Wo fängt die Erkrankung an? Ist es nicht normal, einmal auch traurig zu sein? Ist es nicht normal, einmal bei der Arbeit überlastet zu sein? Kann man dann gleich von einer Depression oder von Burnout sprechen? Muss ich mich nicht auch einfach einmal zusammenreißen oder Urlaub machen und nicht gleich zum Psychiater rennen? Wo also ist die Schwelle vom Problem zur Erkrankung? Was bedeutet denn überhaupt der Begriff *krank*, wenn es um seelische Störungen geht?

Habe ich ein Problem oder eine Krankheit?

Natürlich werden Sie sagen, dass der Arzt bestimmt, ob eine Krankheit vorliegt oder nur ein gesundheitliches Missbehagen. Kaum geben Sie mir als Arzt einen Vertrauensvorschuss, rede ich Ihnen diesen schon wieder aus. Auch diese Sache ist nämlich nicht so einfach, wie sie klingt. Die aus Sicht der Ärzte naheliegende Antwort darauf, was eine Krankheit definiert, lautet: Es sind die Diagnosenmanuale, in denen die Kriterien für die einzelnen Erkrankungen beschrieben sind. Nur nebenbei sei erwähnt, dass das natürlich auch für körperliche Erkrankungen gilt. Das ICD-10, die derzeit gültige, zehnte Ausgabe der «Internationalen statistischen Klassifikation der Krankheiten und verwandter Gesundheitsprobleme» (englisch: *International Statistical Classification of Di-*

seases and Related Health Problems) der Weltgesundheitsorganisation beschreibt Erkrankungen aller möglichen medizinischen Fachdisziplinen. In diesen Büchern steht also, was alles als Krankheit anerkannt ist. Das ist nicht unwichtig, weil zum Beispiel Leistungen der Krankenkassen oder auch das Recht, der Arbeit fernzubleiben ohne Einbußen beim Lohn, vom Vorliegen einer anerkannten Diagnose abhängen.

Aber trotzdem ist das keine ausreichende Antwort auf die Frage, ob bloß ein Missbehagen oder doch eine Krankheit vorliegt. Denn das hat auch wesentlich mit der Entscheidung und Erlebnisweise des betroffenen Patienten selbst zu tun. Nehmen wir als Beispiel die Depression. Hier gibt es bezüglich des wichtigsten Kriteriums, der niedergeschlagenen Stimmung, ein Kontinuum von normalen zu schwer kranken Zuständen. Wir alle waren und sind mal traurig. Wenn etwas Trauriges passiert ist, und wir sind traurig, dann ist das natürlich keine Krankheit, auch kein Problem, sondern es gehört zu unserem gesunden Erleben. Man könnte fast umgekehrt sagen: Wenn etwas Schreckliches passiert und ich kann nicht richtig traurig sein, ist das vielleicht eher krankhaft. Aber was ist mit Traurigkeit ohne Grund? Die meisten von uns kennen auch das, so etwas wie eine Melancholie, einen Winterblues, wenn die Tage kürzer werden, oder auch in der Form, dass uns ein Gefühl der Traurigkeit von innen heraus überfällt. Die meisten von uns würden auch das kaum als krank bezeichnen. Aber was ist, wenn diese Traurigkeit ohne Grund länger anhält oder im Ausmaß sehr stark ist? Sie werden mir zustimmen, dass wir dann irgendwann auch von einem krankhaften Zustand sprechen werden.

Wo jedoch verläuft die Grenze, ab der man von einer Krankheit reden kann, und wer setzt diese Grenze? Bei allerschwersten Zuständen ist es eigentlich immer leicht zu erkennen, dass die Grenze überschritten wurde. Bei schwersten Depressionen über Monate oder bei bizarrem Wahnerleben wird kaum einer Schwierigkeiten haben zuzustimmen, dass hier eine Krankheit vorliegt. In der Nähe der Grenze fällt das aber oft schwer. Die Grenze selbst ist gar nicht scharf gezogen. Für den einen Menschen gehört Schwermut zu seinem persönlichen Naturell, er kennt sich so und würde das nicht als Krankheit bezeichnen. Frohnaturen dagegen haben sicher eine niedrigere Schwelle und würden sich vielleicht schon bei ein wenig länger andauernder Traurigkeit krank fühlen. In der Nähe der Grenze entscheidet also in der Regel der Betroffene, ob er eine Krankheit spürt, zum Arzt geht und sich behandeln lässt. Der Arzt wird dann lediglich noch überprüfen, ob die Kriterien für eine anerkannte Diagnose vorliegen.

Der ist doch gestört!

Jetzt habe ich die ganze Zeit von Krankheit gesprochen und dass Menschen krank sind. In der Psychiatrie hat vor einigen Jahren eine seltsame Diskussion stattgefunden. Man fand, dass der Begriff *Krankheit* Menschen zu sehr in eine Schublade dränge, dass er fast despektierlich klinge und das Defizit dieser Menschen betone – zumal in der Psychiatrie, wo die Grenze von gesund und krank oftmals nicht einfach zu bestimmen ist. Der Ausdruck *Krankheit* stemple also Menschen ab. Da man das nicht wollte, hat man nach einem Begriff gesucht, der in der Psychiatrie den Begriff *Krankheit* ersetzen könnte. Und der Begriff, auf den man kam, war «Störung»! Die Diagnosenmanuale handeln also gar nicht von psychischen Erkrankungen, sondern von psychischen Störungen. Die neue Namensgebung war sicher gut gemeint; man fand, dass Störung besser klinge, dem dimensionalen Charakter verschiedener Diagnosen (also dem oben geschilderten Grenzproblem) besser gerecht werde und halt ausdrücke, dass jeder von uns mal eine Störung hat. Das muss dann nicht gleich eine Krankheit sein.

Wie immer bei Worten und beim Ersatz von Worten ist das Problem, dass das neue Wort nicht bei jedem gleich klingt. Immer schwingt etwas aus dem Gebrauch des Wortes mit, das ihm Bedeutung gibt. Als ich noch in die Schule ging, gab es eine schlimme Bezeichnung für einen Mitschüler, die eigentlich kaum durch eine andere zu toppen war. Es war nicht der Idiot oder der Arsch. So ziemlich das Schlimmste, was man auf dem Schulhof über einen anderen sagen konnte, war: «Der ist doch gestört», und in allerschlimmster Form: «Der ist doch schwer gestört!» Das Wort *Störung* klingt also für mich gar nicht nett und ich bleibe deshalb bei dem Wort Krankheit. Zudem halte ich es auch nicht für sinnvoll, diesbezüglich in der Psychiatrie ein eigenes Wort einzuführen, das anders ist als das in der Medizin übliche. Also, wenn Sie in der Psychiatrie auf das Wort *Störung* treffen – gemeint ist eine Krankheit.

Normal oder anormal?

Noch komplizierter wird es, wenn wir uns den Begriffen *normal* oder *anormal* zuwenden. «Was ist schon normal?», sagen wir oft leichthin. Und doch haben wir meistens eine recht klare Vorstellung davon, was normal bei anderen oder bei uns selbst ist. Wie der Begriff nahelegt, gehen wir dabei von Normen aus. Das sind grob gesagt Richtschnüre, Leitlinien, an denen wir uns orientieren und Erleben und Verhalten von anderen und uns selbst einordnen können. Und dann bewegt man sich eben innerhalb oder außerhalb einer Norm.

Im Alltagsleben verwenden wir allerdings verschiedene Normen. Meistens gehen wir von einer statistischen Norm innerhalb unseres Kulturkreises aus. Das heißt nichts anderes, als dass wir das, was am häufigsten vorkommt, als normal empfinden und das, was selten ist, als nicht normal. Es muss nicht immer schlecht sein, in diesem Sinne nicht normal zu sein. Für einen Basketballspieler ist eine anormale Körpergröße sicher kein Nachteil, und wenn Sie überdurchschnittlich intelligent sind, wird Sie das auch nicht besonders stören. Nicht normal bedeutet in diesem Fall eben nur eine Abweichung von der Richtschnur des Gewöhnlichen.

Neben der statistischen Norm gibt es eine zweite Richtschnur, die für uns wichtig ist, die sogenannte Individualnorm oder ipsative Norm. Was ist hier die Richtschnur? Nicht, was in meinem Kulturkreis am häufigsten ist, sondern was für mich als Person üblich ist. Wenn ich mich normalerweise sehr gut konzentrieren kann, seit drei Wochen aber die Konzentrationsleistungen nachgelassen haben, dann werde ich das nicht normal finden, ich werde sagen, ich habe mich verändert.

Die beiden Normvorstellungen können durchaus in Konflikt geraten. Nehmen wir als Beispiel einen Schachspieler, der einmal zu mir in Behandlung kam. Er klagte über Konzentrationsstörungen. Als ich ihn fragte, woran er das denn merke, sagte er, dass er nur noch gegen einen Gegner gleichzeitig Schach spielen könne. Das fand ich eigentlich ganz normal, bis er erwähnte, dass er früher bis zu zehn Partien blind simultan geschafft habe. Für die Nichtschachspieler unter uns: Blind simultan bedeutet, dass er, ohne die Schachbretter zu sehen, gegen mehrere Gegner gleichzeitig spielen konnte. Wie erfolgreich man dabei ist, hängt natürlich wesentlich von der Spielstärke der Gegner ab. Deshalb sind verschiedene Wettkämpfe auch schwer miteinander vergleichbar und so etwas wie ein Weltrekord ist nur mit Vorbehalt anzugeben. Laut Wikipedia liegt der Weltrekord beim deutschen Spieler Marc Lang, der 2011 gegen 46 Gegner gleichzeitig spielte, ohne deren Bretter und Figuren zu sehen. Finden Sie es normal, dass jemand das kann? Den Event gegen 46 Gegner fand vermutlich auch Marc Lang nicht gewöhnlich, aber dass er gegen ein paar Gegner gleichzeitig spielen kann, ist für ihn völlig normal. Wenn wir die statistische Norm als Richtschnur zugrunde legen, ist diese Leistung völlig unnormal. Nehmen wir die Individualnorm, ist das für ihn ganz normal. Wenn er nur noch gegen einen Gegner gewinnen könnte und nicht mehr gegen mehrere gleichzeitig, wäre das für unsereinen völlig normal, für ihn aber nicht. Bei dem erwähnten Weltrekord hat Marc Lang übrigens 25 Partien gewonnen, 19 unentschieden gespielt und nur 2 verloren.

An diesen Beispielen wird klar, dass die richtige Verwendung der Begriffe *normal* und *nicht normal* von der Normvorstellung abhängt, die wir zugrunde legen. Bei allen Erkrankungen spielen solche Normvorstellungen eine Rolle. Wenn Sie 37 Grad Körpertemperatur haben, ist das normal, weil die meisten Menschen das haben. Wenn die Körpertemperatur auf 39 Grad ansteigt, ist das nicht mehr normal, Sie haben Fieber. So weit, so einfach. Aber auch hier gibt es das Problem der grenznahen Unschärfe. Was ist, wenn Sie 37,6 Grad messen? Fieber oder nicht? Der Arzt spricht dann manchmal von leicht erhöhter Temperatur, aber noch nicht von Fieber, weil er es eben auch nicht genau weiß und deshalb klugerweise abwartet, bevor er sich festlegt. Bei psychischen Erkrankungen ist die Sache noch ein wenig komplizierter. Erleben und Verhalten von Menschen sind schwerer zu messen und zu beurteilen als die Körpertemperatur. Was ist zum Beispiel mit einem Menschen, der ab und zu Wutausbrüche hat? Ist das noch normal? Sie werden sagen, dass das vom Ausmaß und der Häufigkeit abhängt – aber ab welchem Ausmaß ist das nicht mehr normal? Und wie häufig darf ein Wutausbruch vorkommen, dass Sie noch sagen würden, das sei normal? Auch hier handelt es sich wieder um ein Problem in der Nähe der unscharfen Grenze. Wenn ein Mann regelmäßig seine Frau und seine Kinder verprügelt, werden wir sicher nicht mehr von normalem Verhalten sprechen, aber bei nicht so krassem Verhalten ist das eventuell schon schwieriger zu beurteilen.

Bei den Empfindungen verhält es sich ganz ähnlich, zumal es hier eine große (normale) Bandbreite gibt. Es gibt Menschen, die das Leben leicht nehmen, immer ein Lächeln auf den Lippen haben und auch mit schweren Schicksalsschlägen gut umgehen können. *Immer gut gelaunt* – das würden wir trotzdem in der Regel normal finden und vielleicht sogar mit ein wenig Neid auf diese Charaktereigenschaften blicken. Am anderen Ende des Spektrums liegen die Sauertöpfe, denen kaum mal etwas recht ist, die pessimistisch auf die Zukunft schauen und es schwer haben, das Glas halb voll zu sehen. Aber wir wissen eben, dass es eine große Bandbreite von Erleben gibt, und würden diese Menschen eher nicht als unnormal bezeichnen.

In solchen Fällen kommt uns in der psychiatrischen Beurteilung oft die Anwendung der Individualnorm zu Hilfe. Wenn der Patient berichtet, dass er eigentlich ein lebensfroher Mensch sei, seit zwei Wochen aber das Gefühl habe, innerlich leer zu sein, keine richtigen Empfindungen mehr erleben könne und auch die Energie, etwas zu tun, deutlich abgenommen habe, dann wird er selbst das als für sich anormal beurteilen. Und auch der Psychiater wird nicht annehmen, dass es sich bei dem Betreffenden um einen grundsätzlich schwermütigen Menschen handelt, sondern es werden bei ihm die diagnostischen Alarmglocken bezüglich einer Depression angehen. Hier hilft uns also bei unserer diagnostischen Beurteilung wie so oft die Beschreibung des Patienten, dass er sich verändert habe, anders gesagt die Anwendung der Individualnorm. Sie ist allerdings nicht in allen Fällen nützlich. Wenn ein Mann etwa berichtet, es sei doch gar nicht so schlimm, seine Familienmitglieder zu verprügeln, das habe er, wenn er etwas getrunken habe, schon immer gemacht, dann hilft uns die Individualnorm nicht weiter und die statistische Norm muss ran. Und dann ist ein solches Verhalten trotzdem unnormal.

Von Normopathen und anderen armen Menschen

Ist aber ein unnormales Verhalten auch gleich krank? Wie wir schon beim Blind-Schachspieler gesehen haben, ist das natürlich nicht so. Auch der überdurchschnittlich Intelligente wird sich ja nicht als krank empfinden. Ganz schwierig wird diese Frage bei Straftätern. Menschen umzubringen ist sicher nicht normal – aber ist es auch automatisch krank? Es gibt einige Menschen, die das so einschätzen. Wer andere geplant umbringe, müsse doch psychisch krank sein. In der Fachwelt finden in diesem Zusammenhang auch Begriffe wie *gefühlsarmer Psychopath* Verwendung. Natürlich gibt es Menschen, die wegen einer psychischen Erkrankung eine Straftat begehen. Wenn ein schizophrener Patient seinen wahnhaft erlebten Peiniger umbringt, dann ist das ein Verhalten, das auf die Erkrankung zurückzuführen ist. Aber wie ist es mit einem Menschen, dem die körperliche Unversehrtheit oder sogar das Leben anderer Menschen wenig bedeuten, der nicht mit ihrem Schmerz mitfühlen kann und sie quält oder sogar tötet? Ist das automatisch krank, wenn es unnormal ist? Als Psychiater wird man immer wieder nach seiner Meinung zu diesem Problem gefragt, wenn etwa wieder ein Kinderschänder aufgeflogen ist oder ein Schüler einen Mitschüler umgebracht hat. Ich antworte dann immer, manchmal sei in solchen Fällen tatsächlich eine psychische Krankheit schuld, aber es gebe auch einfach böse Menschen. So böse wie in unseren Beispielen ist sicher nicht normal, aber auch nicht automatisch krank.

Für diejenigen, die das hier Gesagte als ein Plädoyer für ein immer ausgeglichenes, angepasstes, normales Erleben und Verhalten missverstehen, noch eine abschließende Bemerkung. Wenn sich das Leben in der Regel in der Mitte des Spektrums und innerhalb des Normalen bewegt, ist das schon in Ordnung. Aber ab und zu die Grenzen zu testen, sie vielleicht auch mal zu überschreiten und in manchen Facetten nicht normal zu sein, gehört eben auch zu einer gesunden und reifen Persönlichkeit. Für diejenigen, die das nie können und sich immer angepasst und normal verhalten, haben die Psychiater Merton bzw. Wulff die Begriffe *over-conformity* und *Normopathie* geprägt, heute würden manche von einem Normalo reden. Und wer will schon gerne ein Normalo oder gar ein Normopath sein?

Wer ist schuld an psychischen Krankheiten?

Was habe ich falsch gemacht?

Das ist eine der häufigsten Fragen von Patientinnen und Patienten oder deren Angehörigen. Habe ich etwas falsch gemacht, bin ich die Ursache der Erkrankung, muss ich mir Vorwürfe machen, muss ich mein Leben ändern? Und diese Fragen sind gar nicht so leicht zu beantworten, oder besser gesagt, es gibt mehrere Antworten.

Wenn in der Medizin nach dem Beweggrund einer Krankheit gesucht wird, dann hat man oft die Idee einer einzigen Ursache im Kopf. Etwas, das das Ausbrechen der Erkrankung verursacht und auf das dann die Symptome zurückgeführt werden können. Die Vorstellung ist ja auch sehr schön: Wenn es nur eine Ursache gibt und man diese kennt, kann man natürlich viel einfacher Therapien dagegen entwickeln. Masern werden durch das Masernvirus verursacht. Es hilft eine Impfung und schon ist alles gut. Natürlich gibt es auch Ausnahmen, Impfungen, die nicht ansprechen, Impfkomplikationen usw. Aber ich will hier nicht alle möglichen Fälle und seltenen Ausnahmen ansprechen, sondern den Regelfall. Zudem meine ich, wenn ich von *einer* Ursache spreche, einen ganz im Vordergrund stehenden Wirkfaktor. Auch bei Masern handelt es sich ja nicht nur um einen Virus, der wirkt, sondern um ein Wechselspiel von Virus einerseits und Immunsystem andererseits, aber wir wollen es zunächst einmal nicht zu kompliziert machen.

Eine einzige Ursache ist also besser, als wenn es viele gibt, die auf eine komplexe Art zusammenspielen, sich gegenseitig beeinflussen, sich hemmen oder steigern können und dabei kein Faktor ganz im Vordergrund steht und alle anderen Aspekte nebensächlich macht. Bei so gut wie allen psychischen Erkrankungen gehen wir aber heute davon aus, dass es sich um solche komplexen Zusammenhänge handelt, also nicht nur eine identifizierbare Ursache vorliegt.

Allerdings ist bei solchen Aussagen Vorsicht geboten. Als ich noch Medizin studiert habe, war das Magengeschwür eine typische psychosomatische Erkrankung. Man ging davon aus, dass es um ein kompliziertes Wechselspiel von Disposition (zum Beispiel der biologischen Beschaffenheit der Magenschleimhaut), Stress, erlernter Stressbewältigung, falscher Ernährung, Medikamentennebenwirkungen und so weiter ging. Bis man dann 1982 das Bakterium *Heliobacter pylori* als Hauptursache des Magengeschwüres entdeckte und mit einer gezielten Antibiotika-Therapie auf einen Schlag etwa 80 Prozent der Patienten mit dieser Erkrankung heilen konnte. Zu Recht erhielten die beiden Australier Barry Marshall und Robin Warren 2005 für diese Entdeckung den Nobelpreis für Medizin. 80 Prozent sind nicht 100 Prozent, und natürlich spielt Stress in der Genese der Erkrankung trotzdem eine Rolle. Aber das war plötzlich gegenüber der Erreger-Ursache ziemlich nebensächlich.

Gibt es den Schizokokkus?

Auch bei den psychischen Erkrankungen wird nach solch einfachen oder ganz im Vordergrund stehenden Ursachen geforscht. Immer wieder gibt es etwa die Nachricht, man sei dem Erreger der Schizophrenie auf der Spur. Und es wäre auch wünschenswert, wenn wir plötzlich eine einfache und kausale Therapiemöglichkeit gegen diese schlimme Krankheit in der Hand hätten. Für die Hypothesen müssen manchmal weit hergeholte Indizien herhalten. Zum Beispiel treten Neuerkrankungen mit Schizophrenie etwas häufiger bei Menschen auf, die im Sommer geboren wurden. Könnte es sein, dass sich die Mütter im Herbst mit einem Erkältungsvirus infiziert haben (diese sind ja im Herbst häufiger) und neun Monate später ein Kind auf die Welt bringen, das in dieser Zeit durch die Infektion der Mutter eine erhöhte Verletzlichkeit für die Entwicklung einer Schizophrenie erworben hat? Das scheint weit hergeholt, und kaum einer glaubt heute an solche Zusammenhänge. Aber es ist, wie gesagt, Vorsicht geboten bei solchen Aussagen. Die Forschung bringt manchmal überraschende Ergebnisse zutage. Die gängigsten monokausalen Hypothesen für das Entstehen einer Schizophrenie erklären diese mit einem genetischen Faktor oder einer immunologischen Störung. Bis auf weiteres – nämlich bis eine solche Hauptursache entdeckt und auch bewiesen ist – müssen wir jedoch davon ausgehen, dass im Grunde alle psychischen Erkrankungen durch ein Wechselspiel vieler Wirkfaktoren ausgelöst werden. Die Psychiater verfügen dazu über ein Konzept, das sich ganz gut als Erklärungsmodell eignet und oft auch in der Beratung des Patienten hinsichtlich seiner Krankheit benutzt wird. Ursprünglich ist das Modell für die Erklärung der Ursachen bei Schizophrenie entwickelt worden, aber es ist genauso gut geeignet für die Erklärung von Depressionen, bipolaren Störungen und vielen anderen psychiatrischen Erkrankungen. Es handelt sich um das *Vulnerabilitäts-Stress-Coping-Modell*.

Das Vulnerabilitäts-Stress-Coping-Modell

Was für ein Wort! Kein Wunder, dass die Ärzte niemand versteht. Und doch ist das Vulnerabilitäts-Stress-Coping-Modell ein einfaches Konzept, mit dem den Betroffenen die Entstehung von psychischen Krankheiten sehr einleuchtend erklärt werden kann. Hinter dem komplizierten Namen steckt eine einfache Idee, für die es aus vielen Studien gute Belege gibt. Es hilft, die komplexen Mechanismen und die vielen Faktoren, die bei der Entstehung einer psychischen Erkrankung eine Rolle spielen, zu verstehen.

Das Modell geht zunächst davon aus, dass jeder von uns eine unterschiedliche Verletzlichkeit gegenüber einer bestimmten psychischen Erkrankung hat. Wir sind also unterschiedlich vulnerabel. Der eine Mensch bekommt die Krankheit, der andere nicht. Zunächst einmal liegt das an der biologischen Grundausstattung, die wir gegenüber dieser Erkrankung haben. Diese Grundausstattung und damit das Risiko, zu erkranken, wird durch Gene festgelegt. Bitte denken Sie dabei nicht an die Mendel'schen Bohnen, die wir im Biologieunterricht durchgenommen haben. Es handelt sich bei den psychischen Erkrankungen nicht um Erbkrankheiten, deren Auftretenswahrscheinlichkeit man wie bei den Bohnen ausrechnen könnte (Sie erinnern sich: *dominant*, *rezessiv* usw?). Es gibt solche Erbkrankheiten auch im neurologisch-psychiatrischen Bereich. Dazu zählt zum Beispiel die Chorea Huntington, bei der man den Erbgang genau beschreiben und das Risiko für die Nachkommen genau ausrechnen kann, wenn man die genetische Konstellation bei den Eltern kennt. Aber das sind Ausnahmen. Wenn wir ansonsten bei den psychischen Erkrankungen von genetischen Faktoren reden, meinen wir keine einzelnen, sondern das komplexe Zusammenspiel ganz verschiedener Gene und deren Folgeprodukte. Dieses komplexe und noch lange nicht in allen Einzelheiten bekannte

Wechselspiel von genetischen Wirkungen legt letztlich das Risiko fest, an einer bestimmten psychischen Störung zu erkranken.

Die genetische Disposition

Dass das wirklich so ist, dafür gibt es gute Belege aus der Wissenschaft. Bleiben wir beim Beispiel der Schizophrenie, aber das Gesagte gilt auch für viele andere psychische Erkrankungen. Das Risiko, irgendwann einmal im Leben an einer Schizophrenie zu erkranken, liegt statistisch gesehen bei etwas unter 1 Prozent. Das Risiko verändert sich aber, wenn in der Familie schon schizophrene Erkrankungen vorliegen. Man spricht von *Konkordanzrate* und meint damit die Wahrscheinlichkeit, eine Krankheit zu bekommen, wenn ein bestimmter Familienangehöriger ebenfalls an der Krankheit leidet. Die Frage ist also zum Beispiel: Wie hoch ist mein Risiko, an Schizophrenie zu erkranken, wenn mein Bruder schon eine Schizophrenie hat? Wie hoch ist in diesem Fall die *Konkordanzrate*? Betrachtet man das beispielsweise für die Schizophrenie, erhält man erstaunliche Befunde. Wenn meine Ehefrau eine Schizophrenie hat, liegt die Konkordanzrate für mich bei ca. 1 Prozent. Das verwundert nicht, denn meine Frau ist ja nicht mit mir verwandt. Das genetische Risiko, dieselbe Krankheit zu bekommen, steigt für mich nicht dadurch, dass ich mit ihr zusammenlebe. Ist ein Großvater oder eine Großmutter an einer Schizophrenie erkrankt, steigt mein Risiko aber schon auf etwa 3 Prozent, ist also schon dreimal so hoch. Die angegebenen Zahlen variieren von Studie zu Studie. Ich gebe jeweils in etwa einen Mittelwert aus den am häufigsten berichteten Werten an. Für die Hauptaussage spielen die genauen Werte auch keine große Rolle.

Also weiter: Bei Halbgeschwistern (das entspricht genetisch etwa dem gleichen Verwandtschaftsgrad wie bei einem Großelternteil) beträgt das Risiko ebenfalls etwa 3 Prozent. Ist mein Bruder erkrankt, steigt mein Risiko schon auf 7 Prozent, wenn einer meiner Eltern krank ist, liegt es bei 9 Prozent, und wenn beide Eltern krank sind, springt mein Risiko auf ca. 35 Prozent. Noch höher ist es bei eineiigen Zwillingen, nämlich etwa 45 Prozent. Diese Zahlen zeigen unabhängig von ihrer Genauigkeit eindeutig zwei Fakten: Erstens, die Konkordanzrate steigt parallel zum Verwandtschaftsgrad mit erkrankten Familienangehörigen. Und zweitens, sie erreicht auch bei eineiigen Zwillingen, also Menschen mit derselben genetischen Ausstattung, bei weitem nicht 100 Prozent.

Gutes und Böses auf der Waage

Wir sprechen eben nur von einer Disposition, einer Grundausstattung, einem Grundrisiko, und nicht von der einfachen Berechenbarkeit eines Faktors wie bei den von Mendel untersuchten Bohnen. Neben der zweifellos wichtigen genetischen Belastung muss es noch andere wesentliche Faktoren geben, die beeinflussen, ob ich eine Erkrankung bekomme oder nicht. Und da kommt das Bild der Waage ins Spiel.

Stellen Sie sich eine Waage vor, die auf beiden Seiten eine Schale hat. Die genetische Disposition ist so etwas wie die Empfindlichkeit der Waage, die darüber entscheidet, wie schnell sie nach der einen oder anderen Seite kippt. Muss viel passieren, damit sie kippt (ich die Krankheit bekomme), oder braucht es dazu nur wenig? Ist die Waage also sensibel eingestellt oder träge? Darüber hinaus spielt noch eine wesentliche Rolle, was in den beiden Waagschalen liegt. Bei Krankheiten gibt es belastende Faktoren auf der einen und schützende auf der anderen Seite. Alles Belastende ist in dem Modell unter dem Stichwort *Stress* zusammengefasst und alles Schützende heißt *Coping* (nach dem englischen Wort für

Bewältigung). Wiegen Stress und Coping etwa gleich viel, so ist die Waage in der Mitte ausbalanciert und der Mensch gesund. Wiegt die Waagschale Coping mehr, dann hat man sogar noch ein wenig Reserve, wenn einmal Stress auftritt. Nehmen aber die Belastungen zu und sind sie über längere Zeit schwerer als die Bewältigungsmöglichkeiten, dann wird es zum Ausbruch der Krankheit kommen. Dabei darf man nie vergessen, dass das Verhalten der Waage noch von ihrer Sensibilität abhängt, also der genetisch festgelegten Grunddisposition. Bei manchen Menschen mit sehr geringer Vulnerabilität (einer sehr träge reagierenden Waage) muss schon viel passieren, damit die Waage überhaupt ausschlägt – sie lassen sich nicht so leicht aus dem Gleichgewicht bringen. Bei anderen mit hoher Vulnerabilität, zum Beispiel unseren eineiigen Zwillingen, braucht es hingegen nicht viel, damit die Krankheit auch beim bisher gesunden Geschwister ausbricht. Überwiegt jedoch das Coping den Stress dauerhaft deutlich, wird es trotzdem nicht geschehen.

Das Modell hat neben dem hohen Erklärungswert noch zwei sehr schöne Aspekte. Wenn es stimmt, dann heißt das, dass mein Grundrisiko vorbestimmt ist. Ich habe nichts falsch gemacht, ich kann nichts dafür, es ist einfach Schicksal. Trotzdem bin ich dem Geschehen nicht vollkommen hilflos ausgeliefert. Gegen die Sensibilität der Waage kann ich nichts machen. Aber ich kann daran arbeiten, die Waagschale mit den Belastungen möglichst leicht und die mit den Schutzfaktoren möglichst schwer zu machen. Dafür muss ich wissen, was Belastungs- und was Schutzfaktoren sind. Das ist auch ein wesentlicher Bestandteil der Therapie. Patienten müssen ihre Belastungs- und Schutzfaktoren kennen lernen, die Belastungen in ihrem Leben so gut wie möglich vermindern und die Schutzfaktoren gleichzeitig systematisch stärken.

Wenn Türen knallen und Teller fliegen

Wenn ich Sie jetzt neugierig gemacht habe, wollen Sie vermutlich noch wissen, welches denn belastende und welches schützende Faktoren sind. Da man das eigene biologische Risiko ja nicht kennt, schadet es vielleicht auch nicht, wenigstens die Belastungen zu vermindern und die Bewältigung zu stärken. Das ist keine falsche Überlegung, wenn es hier auch nicht so sehr um allgemeine Lebensführung, sondern um krankheitsbezogene Stress- und Copingfaktoren geht. Vor allem bei Menschen, die bereits eine Erkrankung, zum Beispiel eine schwere depressive oder schizophrene Episode, gehabt haben, sind Medikamente ein bedeutender Schutzfaktor. Deshalb wird auch bei den meisten dieser Erkrankungen geraten, über sehr lange Zeit Medikamente zu nehmen, selbst wenn gar keine eigentlichen Krankheitssymptome mehr vorhanden sind. Natürlich muss man die Einnahme immer mit den möglichen Nebenwirkungen abwägen, aber die Waagschale Coping wird in jedem Fall schwerer, wenn die Medikamente einigermaßen vertragen werden. Man kann die Waagschale also durch biologische Maßnahmen beeinflussen, wie es Medikamente sind, man kann sie aber auch durch psychologische Faktoren beeinflussen. Dazu gehören Stressbewältigungstrainings. Menschen, denen das schwerfällt, können in der Psychotherapie etwa lernen, Nein zu sagen. Auch das Erlernen und (tägliche) Üben von Entspannungsmethoden ist ein nützlicher Schutzfaktor. Die Gestaltung eines möglichst stressarmen Alltags ist nicht immer einfach, aber für gefährdete Menschen sehr wichtig.

Schließlich hat man schon vor einigen Jahrzehnten eine interessante Entdeckung gemacht. Untersucht wurde, inwiefern das Klima innerhalb der Familie, die Art des Umgangs miteinander, Einfluss auf mehr oder weniger Stress hat. Dabei wurden zwei Umgangskulturen identifiziert. Sie dürften Ihnen von Ihrer eigenen Familie oder den Familien von Freunden bekannt sein. Da gibt es Familien, in denen geht es hoch her. Konflikte werden offen und direkt ausgetragen. Wenn man wütend ist, dann schlagen schon mal die Türen, wenn man sich liebt, dann tut man das heftig. Alles ist sehr körpernah, laut. Es fliegen schnell die Fetzen, es kehrt aber auch schnell wieder Ruhe nach dem Gewitter ein. In anderen Familien geht es viel, viel ruhiger zu. Gefühle werden nicht direkt ausgedrückt, alles ist beherrschter, vielleicht etwas kühler, dafür aber auch ruhiger und harmonischer. Mit Emotionen wird weniger körpernah umgegangen, Konflikte eher ausgesessen als direkt gelöst. Den ersten Stil haben die englischen Forscher *high-expressed-emotion*, den zweiten *low-expressed-emotion* genannt. Bevor Sie sich jetzt Sorgen machen, weil Sie den Stil Ihres Elternhauses wiedererkannt haben und sich fragen, ob es der gute oder der böse war, kann ich Sie beruhigen. Beide Stile haben ihr Für und Wider. Es gibt nicht die gute oder die böse Atmosphäre. Extreme sind vermutlich bei beiden Stilen nicht das Bestmögliche, wie meist bei Extremen. Aber sonst ist es nicht so wichtig, mit welchem Stil Sie groß geworden sind.

Das gilt aber nicht für schizophrene Patienten oder Menschen, die eine hohe Vulnerabilität für diese Erkrankung haben. Für diese Menschen ist eindeutig der *low-expressed-emotion*-Ansatz der bessere. Ein etwas gelassenerer Umgang miteinander und eher das Aussitzen bestehender Konflikte ist ein Coping-Faktor. Wenn die Fetzen fliegen, ist das eher ein Stressfaktor. Sie werden vielleicht einwenden, dass das Bestehen von Konflikten, die latent vorhanden bleiben, wenn sie nicht geklärt sind, auch Stress bedeuten kann. Das ist sicher richtig, besonders für Gesunde. Aber Menschen mit einer höheren Vulnerabilität für Schizophrenie profitieren nach allen Studien zu diesem Thema eher von dieser Art des Umgangs mit Konflikten. In die Therapie sollten, wann immer möglich, Angehörige mit einbezogen werden; der Umgang miteinander ist dann regelmäßig ein Thema. Wünschenswert ist eine Modifizierung des Familienklimas eher hin zu einem *low-expressed-emotion*-Stil. So viel zu den Beispielen für mögliche Gewichte auf den beiden Seiten der Waage im Vulnerabilitäts-Stress-Coping-Modell.

Wir haben etwas über die Ursachen psychischer Erkrankungen gehört und konnten ein wenig aufatmen, weil niemand so richtig schuld daran ist. Letztlich kommt es darauf an, im Gleichgewicht zu bleiben. Dabei habe ich selbst einige Hebel in der Hand. Ich kann etwas für mein Gleichgewicht tun und etwas dafür, wie ich Schwankungen durch äußere Einflüsse ausgleichen kann. Was aber geschieht, wenn das seelische Befinden trotz aller Maßnahmen dauerhaft aus dem Gleichgewicht gerät, wenn eine Krankheit auftritt? Welche seelischen Erkrankungen gibt es überhaupt und wie werden sie erkannt? Was sind psychiatrische Diagnosen?

Wenn das Leiden einen Namen erhält

Diagnosen in der Psychiatrie

Was geschieht, wenn die Beschwerden der Patienten einen Namen bekommen? Welche Bedeutung haben Diagnosen und was ist das überhaupt, eine Diagnose? Kann man bei seelischen Leiden denn überhaupt präzise Diagnosen stellen?

Wenn man von einer seelischen Erkrankung betroffen ist, ist es nicht immer leicht, sich mit den Vorurteilen der Gesellschaft gegenüber der Psychiatrie auseinanderzusetzen. Das gilt aber auch, wenn man Psychiater ist. In diesem Fall hat man zudem oft noch mit den Vorurteilen der Fachkollegen, also der Mediziner aus anderen Fachgebieten, zu tun. Diese Mediziner aus den manchmal sogenannten *exakten* Fachgebieten haben ein Bild von der Psychiatrie als ungenauem Gebiet – kompliziert und vage. Die Diagnosen seien nicht klar einzugrenzen, die Therapien nicht zielgerichtet zu planen, und messen, was eigentlich vorgehe, könne man schon gar nicht. So weit zu den Vorurteilen. Diese beruhen zum größten Teil auf Missverständnissen oder mangelnder Kenntnis der Psychiatrie.

Die unpräzise Medizin

Setzen wir uns zunächst mit der viel zitierten «Präzision» der somatischen Fächer der Medizin auseinander. Ist es nicht großartig, wenn man so etwas wie den Blutdruck eindeutig messen und genau sagen kann, was ein normaler Blutdruck ist und wann der Wert erreicht ist, ab dem man den zu hohen Blutdruck behandeln sollte? Würde es sich so verhalten, wäre es in der Tat großartig. Doch leider ist das alles nur scheinbar so präzise. Zunächst zum Messen. Messen Sie vielleicht selbst ab und zu Ihren Blutdruck? Wo messen Sie denn, am Handgelenk, am Oberarm, oder lassen Sie in der Apotheke oder beim Arzt mit dem Stethoskop messen? Messen Sie immer links oder rechts oder links und rechts und nehmen den Durchschnittswert? Jede Messmethode hat ihre eigene Bandbreite von Fehlermöglichkeiten. Jedes gute Gerät hat eine gewisse Präzisionsabweichung – und es gibt auch schlechte Geräte. Ob Sie mit einem automatischen Gerät am Handgelenk oder (besser) am Oberarm messen, kann ganz unterschiedliche Werte produzieren. Die Abweichung kann gut und gerne plus/minus 5 mmHg betragen und schnell den Unterschied zwischen einem behandlungspflichtigen und dem nicht behandlungspflichtigen Blutdruck ausmachen – und das allein aufgrund der Messmethode. Wenn Sie links und danach rechts messen (oder umgekehrt), kann das unterschiedliche Werte ergeben. Das kann biologische Gründe haben, aber auch messtechnische. Das Problem ist, dass man bei abweichenden Werten nicht ganz sicher sein kann, welcher der beiden Gründe vorliegt.

Dann zum richtigen und präzisen Normwert. Nehmen wir an, Sie verfügen über das ideale Gerät und wenden die ideale Messmethode an. Das Gerät zeigt also genau den Wert, den Ihr Kreislaufsystem auch wirklich erzeugt. Welches ist der Grenzwert, ab dem Sie behandeln sollten? Ihr Hausarzt wird den Wert genau kennen. Allerdings verändern die Spezialisten, also die Kardiologischen Fachgesellschaften, in ihren Behandlungsempfehlungen alle paar Jahre den Grenzwert. Über die letzten Jahre hat sich dieser immer weiter nach unten verschoben. Mittlerweile gibt es Diskussionen, ob man inzwischen nicht bei einem zu tiefen Wert angekommen ist und diesen wieder ein wenig anheben sollte. Hat man durch den (zu?) niedrigen Grenzwert vielleicht zu viele Patienten unnötig behandelt? Ich nenne den genauen Wert sicherheitshalber nicht, weil ich kein kardiologisches Buch schreibe und weil der Wert, wenn das Buch erscheint, sich ja schon wieder geändert haben könnte. Zudem ist er noch altersabhängig und kann auch bezüglich verschiedener Lebensgewohnheiten (regelmäßig Sport oder nicht) unterschiedlich interpretiert werden. Jedenfalls kann die Entscheidung, ob Sie ihren Blutdruck behandeln sollten, eine schwierige Abwägung sein, mit der Folge, dass Sie im Einzelfall von verschiedenen Ärzten auch ganz unterschiedliche Empfehlungen bekommen. Messtechnische Schwierigkeiten und Schwierigkeiten der Interpretation: Nennen Sie das Präzision?

Ich könnte Ihnen hundert Beispiele nennen, die zeigen, dass die Körpermedizin nicht so exakt ist, wie sie manchmal tut. Nur noch eines, weil es oft als Paradebeispiel der exakten Prozedur in der Medizin gilt: die Blinddarmoperation. Entzündet oder nicht, raus oder nicht, ist das nicht eine klare Entscheidung? Diejenigen unter Ihnen, die bereits Blinddarmbeschwerden hatten und die Auskunft bekommen haben: «Na, wir warten lieber noch mal etwas ab und kontrollieren weiter die Entzündungszeichen im Blut», wissen, dass die Entscheidung «raus oder nicht» nicht immer so eindeutig ist. Früher hat man sich damit etwas leichter getan und sich beim geringsten Zweifel für «raus» entschieden. Mit dem Ergebnis, dass wohl viel zu viele Blinddarmoperationen durchgeführt worden sind, wohlgemerkt mit allen damit verbundenen Narkose- und Operationsrisiken. Ich will den älteren Chirurgen aber nicht Unrecht tun, es ist ja auch nicht mein Fachgebiet. Vielleicht nimmt man heute durch längeres Warten auch schlimme Verläufe und Komplikationen in Kauf, im Einzelfall kann das sehr unangenehme Folgen haben. Aber wie auch immer, Sie sehen schon, besonders präzise ist das alles nicht. Und das ist auch eigentlich völlig selbstverständlich. Wir haben es mit einem komplizierten Lebewesen zu tun, und medizinische Entscheidungen müssen immer in einem komplexen Einzelfall getroffen werden. Da ist gar nicht übermäßig viel Exaktheit zu erwarten. Man sollte dann allerdings auch nicht so tun, als wisse man es immer ganz genau.

Präzisionshandwerk Psychiatrie

In der Psychiatrie gilt nun genau das Umgekehrte. Alles, was wir tun, gilt als völlig meinungsabhängig, vage, inexakt und kompliziert. Und das stimmt ebenfalls nicht. Wenn wir uns bemühen, können wir die psychopathologische Befunderhebung, die Analyse der individuell vorliegenden Situation (Anamnese), die Diagnose mit den Überlegungen zu eventuellen alternativen Diagnosen (die Differenzialdiagnose) und die Therapieempfehlung viel präziser erarbeiten, als man geläufig denkt. Natürlich bleibt ein Stück Abwägung, gegebenenfalls handelt es sich um Meinungsverschiedenheiten unter verschiedenen Psychiatern, Unklarheit von Befunden usw. Wir haben es immerhin mit dem kompliziertesten Geschehen dieses komplizierten Lebewesens namens Mensch zu tun, der Seele. Aber verstecken müssen wir uns nicht hinter den Fachkollegen aus der Körpermedizin. Die Bevölkerung nennt die Psychiater gerne auch *Seelenklempner*. Selbst wenn er oft ein wenig despektierlich gemeint ist, gefällt mir der Begriff eigentlich gar nicht schlecht. Ein guter Klempner weiß, was er tut, er hat sein Handwerk gelernt, verfügt über eine gute Urteilskraft und ihm ist klar, was in verschiedenen *Fällen* zu machen ist. Selbst wenn es in Seele und Gehirn nicht ganz so mechanisch zugeht wie am Wasserhahn, ist der Vergleich mit dem Psychiater gar nicht so abwegig.

Was ist eine Diagnose?

Viele Menschen glauben, dass es für jemanden, der Medizin studiert hat, ganz einfach sein müsste, eine Diagnose zu stellen. Da gebe es die verschiedenen Krankheiten, und man müsse sie bloß erkennen. Für jemanden, der so lange studiert hat, sei das wohl nicht zu viel verlangt. Ein wenig ins Wanken geraten ist diese Einstellung vielleicht bei Fans der Serie «Dr. House». In diesen Filmen braucht es oft den genialen und genauso schrulligen Diagnostiker Dr. House, um bei den Patienten die Ursache für ihre Beschwerden zu finden. Und dort ist auch klar: Nur wenn man die richtige Diagnose kennt, lässt sich eine sinnvolle Therapie einleiten. Dann jedoch geht es mit der Heilung manchmal ganz schnell – zumindest im Fernsehen. Muss man also ein Genie sein, um bei einem Patienten die richtige Diagnose stellen zu können, oder einfach im Unterricht aufgepasst haben? Muss man detektivische Arbeit leisten oder lediglich in einer Art Tabelle den richtigen Namen für die Krankheit nachschlagen? Die Sache ist komplizierter und für die Antworten auf diese Fragen muss man verstehen, was eine Diagnose überhaupt ist.

Wenn Sie Ihre Tochter in den Supermarkt schicken mit dem Auftrag, ein wenig Obst mitzubringen, dann wird sie mit Obst zurückkommen. Das halten Sie bei einer gut erzogenen Tochter für selbstverständlich? Schauen wir uns an, was die Tochter im Supermarkt vorfindet. Sie trifft auf Hunderte, vielleicht Tausende von Einzeldingen, die man dort kaufen kann. Aber der Supermarkt hat natürlich Ordnung geschaffen. Ordnung lässt sich grundsätzlich auf sehr verschiedene Arten schaffen. Der Supermarktleiter hätte zum Beispiel alle seine Waren dem Alphabet nach ordnen können. Oder er hätte alle Waren, die rot sind, in einer Rotabteilung zusammenführen können, alle blauen in einer Blauabteilung und so weiter. Natürlich hat er das nicht getan, sondern er hat eine Abteilung eingerichtet, in der Obst steht, und eine andere, in der Sie Fleisch und Wurstwaren kaufen können. Ihre Tochter weiß, was Obst ist, und wird sich also dort bedienen. Sie hat einen Oberbegriff gelernt und zudem, welche Einzeldinge zu diesem Oberbegriff gehören. Erleichtert wird ihre Aufgabe dadurch, dass der Filialstellenleiter im Supermarkt dasselbe Verständnis vom Oberbegriff *Obst* hat und die Einzeldinge schon sortiert hat. Die Abteilung Obst ist dabei durch die Ähnlichkeit der Waren entstanden – ein Apfel hat Ähnlichkeiten mit einer Birne und ist einem Schnitzel nicht so nah verwandt.

So ähnlich muss man sich auch Krankheiten und Diagnosen vorstellen. Die tausend möglichen Einzelbeschwerden, die Symptome, sind in übergeordneten Kategorien, auch Klassen genannt, zusammengefasst, den Krankheiten. Die Erkennung solcher Krankheiten wird dementsprechend auch klassifikatorische Diagnostik genannt. Leichter gemacht wird diese Arbeit dem Arzt dadurch, dass in den Lehrbüchern die Klassen schon beschrieben sind. Genau wie im Supermarkt die Abteilungen.

Sie werden es kaum glauben, aber über solch einfache Sachverhalte gibt es in der Philosophie seit mindestens zweitausend Jahren eine bis heute anhaltende Diskussion, die *Universalienstreit* genannt wird. Dabei geht es grob um die Frage, ob nur die Einzeldinge wirklich existieren und die Oberbegriffe nur konstruierte Vorstellungen sind oder ob auch die Oberbegriffe wirklich existieren. Einfacher gesagt, eine Banane kann ich anfassen, Obst nicht. Existiert Obst, oder ist der Begriff nur ein abstrakter Ordnungsbegriff? Die philosophische Diskussion geht spätestens mit dem griechischen Philosophen Platon los und hält, wie gesagt, in verwandelter Form bis heute an. Wir wollen es mit Porphyrius halten, den der mittelalterliche Philosoph Boethius übersetzt hat:

> *«Was nun die genera [Gattungen] und species [Arten] betrifft, so werde ich über die Frage, ob sie subsistieren oder ob sie bloß allein im Intellekt existieren, ferner, falls sie subsistieren, ob sie körperlich oder unkörperlich sind und ob sie getrennt von den Sinnendingen oder nur in den Sinnendingen und an diesen bestehend sind, es vermeiden, mich zu äußern; denn eine Aufgabe wie diese ist sehr hoch und bedarf einer eingehenden Untersuchung.»*

Wir wollen es uns also nicht zu schwer machen. Jedenfalls stellen wir fest, dass es sich bei den Diagnosen um Begriffe handelt, die Ordnung schaffen sollen in der Vielfalt der möglichen Einzelbeschwerden. Sie gruppieren dabei Symptome und Erscheinungsbilder bei verschiedenen Patienten nach der Ähnlichkeit ihres Auftretens. Wir müssen uns aber noch mit einem anderen Problem beschäftigen. Dafür kehren wir noch einmal in den Supermarkt zurück.

Von Äpfeln und Birnen

Ihre Tochter hat also Obst ausgesucht und mitgebracht, ein paar Bananen, eine Orange, zwei Birnen und Äpfel. Trotzdem werden Sie vielleicht mit ihr schimpfen mit dem Hinweis, dass Bananen, Orangen und Birnen zu Hause noch vorrätig seien und natürlich nur gemeint gewesen sei, sie solle Äpfel mitbringen. Zu Recht wird sie entgegnen: «Das hättest du mir halt sagen müssen, ich hab Obst mitgebracht, wenn du Äpfel willst, musst du Äpfel sagen.» Auch das betrifft eine Schwierigkeit, die wir in der Diagnostik haben. Man kann die Einzeldinge (Symptome) zu unterschiedlich weiten Oberbegriffen zusammenfassen. Ein Arzt kann zum Beispiel von einer fiebrigen Erkrankung sprechen. Damit hat er eine Diagnose gestellt, die alle Krankheiten zusammenfasst, bei denen Fieber auftritt. In der Regel wird dies aber nicht genau genug sein, um eine sinnvolle und nachhaltige Therapie zu planen. Es wäre ebenfalls nicht falsch, von einer *Rotpunktkrankheit* zu sprechen, aber in der Regel möchte man doch wissen, ob es sich um Masern, Röteln oder Scharlach handelt.

Der Auftrag «Obst» war also nicht genau genug. Aber wie verhält es sich mit dem neuen Auftrag «Äpfel»? Vätern kann man es selten recht machen, und deshalb wird die Tochter auch beim nächsten Mal gerügt: «Du weißt, dass ich keine Granny Smith mag, jetzt hast du lauter Äpfel von dieser Sorte mitgebracht.» Spätestens jetzt ist es mit dem Gleichmut der Tochter vorbei und vermutlich wird sie trotz guter Erziehung erwidern: «Das nächste Mal holst du dir dein Zeug selbst!» In einer letzten Anstrengung, recht zu behalten, entdeckt der Vater noch eine seltsame Frucht im Einkaufskorb, die eher wie eine Birne aussieht, und er sagt: «Na, und was ist denn das, das ist ja gar kein Apfel!» Doch die Tochter hat das letzte Wort – und sie hat in der Schule aufgepasst: «Aber Papa, das ist eine Nashi, eine Kreuzung aus Apfel und Birne. Und die ist für mich!»

Wie weit muss man gehen mit der Differenzierung, wie allgemein kann man bleiben? Gibt es so etwas wie Nashis auch bei den Krankheiten? Diese Fragen haben bei der letzten Revision des Diagnosenmanuals DSM zu erheblichem Aufruhr geführt. Aber fangen wir von vorne an.

Diagnosen sind also Oberbegriffe, die verschiedene Symptome zu einer Krankheit zusammenfassen. Diese Krankheit kann beim einzelnen Menschen immer etwas anders aussehen als bei einem anderen Menschen mit derselben Krankheit, aber das Erscheinungsbild ist doch ähnlich genug, dass es sich mit dem gleichen Oberbegriff belegen lässt. Wer Masern hat, muss nicht immer hohes Fieber haben, manchmal sind sogar die roten Punkte kaum zu sehen. Und richtig schlecht geht es einem auch nicht immer, manchmal allerdings sehr schlecht. Aber immer könnte man, wenn man wollte, im Blut das Masernvirus feststellen. Also: ähnlich genug. Dass Masern nicht gleich Masern ist, weder bezüglich des Verlaufes noch des Erregers – es gibt nämlich über 20 verschiedene Genotypen des Virus –, das interessiert höchstens Forscher. Die Genauigkeit der Diagnose «Masern» reicht meist im klinischen Alltag.

Bei den psychischen Erkrankungen ist das ganz ähnlich. Einzelne Erscheinungsbilder von psychischen Beschwerden werden nach ihren Ähnlichkeiten zusammengefasst und bekommen den Namen einer Erkrankung. Es gibt zwei Bücher, in denen diese Krankheiten kurz beschrieben und die Kriterien für die Diagnose aufgeführt sind. Diese sogenannten Diagnosenmanuale sind das ICD-10 und das DSM-5. Das Letztere ist gerade in neuer Auflage erschienen, und die Fragen, die wir oben gestellt haben, haben eine weltweite Diskussion zu psychischen Erkrankungen ausgelöst.

Gibt es eine Verbitterungsstörung?

Der Grund dafür war, dass die Anzahl der Diagnosen immer weiter zugenommen hat. Im DSM III waren es noch insgesamt 229 Diagnosen, im DSM IV dann schon 389. Bei den ersten Entwicklungen des neuen Manuals DSM-5 sollte der Bestand an Diagnosen noch wesentlich ausgeweitet werden. Neben der eher nebensächlichen neuen Schreibweise mit arabischen Ziffern sollte das im DSM-5 eine der wesentlichen inhaltlichen Veränderungen werden.

Wie kann so etwas sein? Können wirklich plötzlich lauter neue

Erkrankungen entdeckt werden oder neu auftreten? Werden wir immer kränker? Oder ist das alles nur eine geschickte Werbeveranstaltung der Psychiatrie? Schon in den Siebzigerjahren des letzten Jahrhunderts hatte der Antipsychiater Thomas Szasz behauptet, psychiatrische Erkrankungen seien sowieso nur eine Erfindung von Psychiatern, die damit Geld verdienen wollten. Das war sicher zu kritisch, aber was hat es mit der Ausweitung der verschiedenen Erkrankungen auf sich? Ist sie gerechtfertigt? Die Antwort auf diese Frage hängt mit dem oben geschilderten Problem der Genauigkeit der Unterscheidungen zusammen – Sie erinnern sich an unser Obst-Äpfel-Granny-Smith-Problem.

Dazu folgendes Beispiel aus der Psychiatrie. Es gibt Menschen, die ein furchtbares Ereignis erlebt haben. Wir reden da von Kriegen, Erdbeben, Vergewaltigungen, Mordversuchen, Folterungen und Ähnlichem. Viele dieser Menschen erleben danach eine sogenannte *Posttraumatische Belastungsstörung*. Sie ist im DSM-5 durch folgende Kriterien definiert:

1. Es muss ein entsprechendes gravierendes Ereignis stattgefunden haben.
2. Dieses Ereignis taucht immer wieder belastend in Erinnerungen und Gedanken auf.
3. Man versucht das Ereignis, zum Beispiel den Ort des Geschehens, aber auch Gedanken daran, zu vermeiden.
4. Das Ereignis hat negative Gefühle und Kognitionen zur Folge.
5. Sensible Reaktionen auf äußere Ereignisse treten vor allem in Stresssituationen immer wieder auf (Gereiztheit, Wutausbrüche, Schreckhaftigkeit).

Wenn diese Symptome mindestens einen Monat lang vorliegen und zu erheblichen Beeinträchtigungen im psychischen oder sozialen Leben führen, darf die Diagnose *Posttraumatische Belas-*

tungsstörung (PTBS oder, nach der englischen Bezeichnung, PTSD) zu Recht gestellt werden. Das macht auch Sinn. Selbst wenn die Traumata sehr verschieden sein können und auch die Reaktion von Mensch zu Mensch etwas unterschiedlich sein kann, diejenigen, die diese Symptome betreffen, sind meist schwer beeinträchtigt und ihnen kann durch psychotherapeutische Maßnahmen oft gut geholfen werden. Die Erscheinungsbilder und die Ursachen der Erkrankung sind also ähnlich genug, dass sie eine bestimmte Diagnose rechtfertigen.

Nun gibt es eine besondere Verlaufsform, die immer wieder bei Patienten auftritt. Sie erleben nach dem Trauma zwar auch die oben genannten Symptome. Das Besondere bei Ihnen ist aber, dass sie im Lauf der Zeit verbittert werden. Es ist wichtig, das zu erkennen, denn die Symptome und der Verlauf sind in der Regel etwas anders und auch die Therapie muss die spezielle Gefühlsstörung berücksichtigen. Aber ist es auch gerechtfertigt, diese Verlaufsform als eigene Erkrankung zu definieren? Das ist Ansichtssache. Tatsächlich gab es für die Revision von DSM IV zu DSM-5 den Vorschlag, eine «Verbitterungsstörung» als neue Diagnose einzuführen. Die Experten, die zuständig für die Revision waren, haben auch anerkannt, dass es diese besondere Verlaufsform gibt, haben aber entschieden, dass dies keine neue eigenständige Diagnose rechtfertigt.

Überhaupt war die Kritik weltweit groß an der immer feiner aufgesplitterten Diagnostik. Man hatte die Sorge, dass immer mehr Menschen als psychisch krank bezeichnet werden, wenn die Kriterien dafür immer feiner und niederschwelliger würden. Diese Kritik führte dazu, dass im DSM-5 letztlich sogar wieder weniger Diagnosen aufgenommen wurden als im DSM IV. Aber das ändert natürlich nichts an den Symptomen, die da draußen in der Welt vorhanden sind, sondern es ordnet diese Einzelerscheinungen nur etwas gröber in Oberbegriffen zusammen. Weil nur gilt, was in den Manualen anerkannt ist, muss man sagen: Eine Verbitterungsstörung gibt es also nicht, aber natürlich gibt es die Verlaufsform einer Posttraumatischen Belastungsstörung, bei der als Besonderheit eine Verbitterung auftritt.

Übrigens bekommen nur etwa die Hälfte aller Menschen, die ein entsprechendes Trauma erlebt haben, auch die oben geschilderten Beschwerden und werden krank. Warum das so ist und nicht alle erkranken, ist ein weiteres Beispiel für das oben geschilderte Vulnerabilitäts-Stress-Coping-Modell.

Wie man eine Diagnose stellt

Heute stellt also ein Psychiater eine Diagnose mit Hilfe der Diagnosenmanuale ICD-10 (von der Weltgesundheitsorganisation) oder dem DSM-5 (von der Amerikanischen Gesellschaft für Psychiatrie). In diesen Manualen sind die Kriterien festgelegt, die für eine bestimmte Diagnose vorliegen müssen, bevor man sie stellen darf. Der Psychiater wird also in einem ersten Schritt möglichst genau die bei Ihnen vorliegenden Beschwerden feststellen. Dann wird er aus seiner Kenntnis und bisherigen Erfahrung gegebenenfalls die Idee für eine psychiatrische Diagnose bekommen. Diese Idee wird er im Diagnosenmanual überprüfen. Er wird also nachsehen, ob bei Ihnen die Kriterien für diese Verdachtsdiagnose erfüllt sind. Da diese Art zu diagnostizieren auf einzelnen Prozessschritten, Operationen, beruht, nennt man sie auch operationalisierte Diagnostik.

Früher war das anders. Als ich noch Assistenzarzt war, kam mein Chef und Lehrer regelmäßig zu Chefvisiten. Man musste ihm dann den Patienten vorstellen und die Verdachtsdiagnose erläutern. Manchmal war der Chef damit zufrieden und manchmal war er anderer Meinung. In einer Zeit, in der noch Ordnung herrschte, hatte natürlich immer der Chef recht, und das mit gutem Grund. Er hatte ja schließlich auch die weitaus größte Erfahrung und das breitere Wissen. Und ich habe enorm viel in den Chefvisiten gelernt. Eine solche Art von Diagnostik nennt man manchmal spaßeshalber *Eminenz-basiert*, also von den Eminenzen, den Chefs, bestimmt. Die heutige Diagnostik heißt *Evidenz-basiert*, also wenn möglich auf Fakten beruhend. Natürlich ist das verkürzt, denn die Diagnosen meines Chefs haben auch auf Fakten beruht und waren sicher nicht seltener richtig als heute. Eine kriteriengeleitete Diagnostik, deren Regeln in einem Manual festgehalten sind, ist aber leichter nachvollziehbar und überprüfbar. Und spätestens wenn es um die Neuauflage eines Diagnosenmanuals geht, spielen neben neuen wissenschaftlichen Erkenntnissen aus internationalen Studien auch Eminenzen wieder eine gewichtige Rolle, denn sie entscheiden, welche Diagnosen mit welchen Kriterien in das Manual aufgenommen werden und welche nicht.

Neben Evidenzen und Eminenzen tragen dazu auch gesellschaftliche Entwicklungen bei, so etwas wie der Zeitgeist. Im ICD-9, dem Vorgängersystem des heute gültigen ICD-10, war Homosexualität noch als psychiatrische Diagnose vermerkt. Aus heutiger Sicht klingt das mittelalterlich, es ist aber noch keine 30 Jahre her. Und so bizarr es heute klingt, die Homosexualität selbst als Krankheit zu bezeichnen, so gibt es doch immer wieder homosexuelle Menschen, die ihre sexuelle Ausrichtung nicht unbeschwert leben können, sondern darunter mindestens phasenweise leiden. Die Ursache davon ist nicht in jedem Fall die noch immer nicht ausreichend tolerante Gesellschaft; manchmal handelt es sich auch um innere Konflikte in dem betreffenden Menschen selbst. Probleme mit der Homosexualität kann es also geben, eine Krankheit ist es aber sicher nicht.

So viel zu den Schwierigkeiten, die sich bei der Diagnose von psychischen Erkrankungen stellen können. Krank oder nicht krank, normal oder nicht normal, welche Grenze kann gezogen werden und wer zieht sie, auf welche Normen beziehen wir uns bei der Beurteilung usw. – das sind durchaus schwer zu beantwortende Fragen, vor allem in Situationen, in denen das Erleben oder Verhalten nicht klar von der Grenzlinie abweicht.

Aus dem Gleich-gewicht – Beispiele

Diagnosen nach ICD-10

In den folgenden Kapiteln möchte ich einige Symptome oder Erkrankungen besprechen, an die man bei psychiatrischen Krankheiten denkt. Wie oben schon beschrieben, gibt es zwei Diagnosenmanuale, in denen die Kriterien für Diagnosen aufgelistet sind und die von der Fachwelt und von Sozialsystemen wie der Krankenkasse anerkannt werden. In WHO-Mitgliedsländern ist das ICD-10 verbindlich; das DSM-5 wird in der Forschung häufiger verwendet. Die Unterschiede zwischen beiden sind nicht groß, ich beschränke mich auf die Beschreibung des ICD-10. Die psychiatrischen Krankheiten sind in zehn Kapiteln aufgeführt. Immer steht ein großes F davor (die psychiatrischen Krankheiten stehen im Abschnitt F) und dann die Kapitelnummer. Dadurch ergeben sich folgende Kapitelbeschreibungen und damit die Einteilung der psychischen Erkrankungen:

F0 Organische, einschließlich symptomatischer psychischer Störungen
F1 Psychische und Verhaltensstörungen durch psychotrope Substanzen
F2 Schizophrenie, schizotype und wahnhafte Störungen
F3 Affektive Störungen

F4 Neurotische, Belastungs- und somatoforme Störungen
F5 Verhaltensauffälligkeiten mit körperlichen Störungen und Faktoren
F6 Persönlichkeits- und Verhaltensstörungen
F7 Intelligenzstörung
F8 Entwicklungsstörungen
F9 Verhaltens- und emotionale Störungen mit Beginn in der Kindheit und Jugend

Im Erwachsenenpsychiatrischen Bereich spielen vor allem die Diagnosen aus den Kapiteln F0 bis F6 eine Rolle. Die Störungen aus den Kapiteln F7 bis F9 treten vor allem bei Kindern und Jugendlichen auf.

Beispiele psychischer Erkrankungen

Ich werde in den folgenden Abschnitten einige der Erkrankungen aus dem erwachsenenpsychiatrischen Bereich beschreiben. Dabei erhebt die Auswahl keinen Anspruch auf Vollständigkeit. Manchmal beschreibe ich auch gar keine Krankheiten, sondern Symptome. Das Ziel ist nicht, ein Lehrbuch über psychische Störungen zu schreiben, sondern Ihnen einen kleinen Einblick in manche Symptome und Krankheiten zu geben. Ich habe dabei vor allem solche ausgewählt, über die gelegentlich falsche Vorstellungen bestehen und bei denen diese Fehlbeurteilungen an Vorurteilen gegenüber der Psychiatrie insgesamt beteiligt sind. Manchmal habe ich auch einfach Dinge beschrieben, zu denen mir Geschichten aus meiner eigenen Praxis vorliegen. Es wird auch nicht immer ausgewogen die Erkennung, die Therapie und die Prognose abgehandelt, sondern mal das eine, mal das andere betont. Ich orientiere mich in der Reihenfolge an den Kapiteln des Diagnosenmanuals ICD-10.

F0 – Organische psychische Störungen

Im ersten Kapitel sind alle Erkrankungen aufgeführt, die eine organische (also körperliche) Ursache haben oder bei denen man eine solche zu Recht vermuten kann. Die bekannteste davon ist die Demenz. Wenn Menschen das Wort Demenz hören, denken sie fast immer an die Alzheimer-Demenz. Das ist die häufigste Form der Demenz und in der Tat eine schreckliche Erkrankung. Zellen unseres Gehirns gehen dabei zugrunde, und wir wissen bis heute eigentlich noch nicht so richtig, warum. Wir wissen viel über die einzelnen Mechanismen, die stattfinden, und wir haben klare Belege dafür, dass es sich erstens um einen altersabhängigen Vorgang handelt und zweitens die Gene dabei eine wichtige Rolle spielen. Da wir aber noch nicht so richtig die eigentliche Ursache oder vielleicht auch das Wechselspiel der verschiedenen Ursachen verstehen, gibt es bis heute noch keine kausale Therapie, die den Prozess stoppen oder sogar rückgängig machen könnte. Die Forschung auf diesem Gebiet ist intensiv und vielleicht ist bis zum Erscheinen meines Buches die Aussage über die fehlende kausale Therapie sogar überholt. Wahrscheinlich ist das aber nicht, vermutlich braucht es noch ein paar Jahre, bis wir wirklich wirksame Medikamente gefunden haben. Meine zweite Hoffnung ist dann natürlich, dass die Zeit reicht, bis ich selbst so weit bin.

Bevor ich massiven Ärger mit der Pharmaindustrie bekomme: Es gibt Medikamente, die den Fortschritt der Demenz verzögern und die Lebensqualität verbessern können. Aber heilende Pharmaka gibt es nicht. Noch nicht. Die Behandlung der Demenz ist vor allem eine Frage der Lebensbegleitung.

Der demente Chirurg

In der Basler Universitätsklinik habe ich einmal einen bekannten Chirurgen aus Deutschland behandelt. Er war auf dem Gebiet der Herzchirurgie einer der führenden Experten, viele Kollegen sind zu ihm gekommen und haben von den Erfahrungen und der Handwerkskunst meines Patienten profitiert. Aber ungefähr ein Jahr bevor er zu mir kam, fiel auf, dass er zunehmend unkonzentriert bei der Arbeit war. Es kam nicht zu gravierenden Fehlern, aber er hatte zum Beispiel immer größere Schwierigkeiten, sich an die Namen der verschiedenen Operationsinstrumente zu erinnern. Das war am Anfang nicht so schlimm. Eine Operation wird immer von einem Team ausgeführt, und die spezialisierten OP-Pflegefachleute wissen in der Regel gut, welches Instrument der Chirurg in welcher Phase der Operation braucht. Solche Schwierigkeiten wurden zunächst auf seine starke Arbeitsbelastung zurückgeführt. Bei schwierigen Operationen mussten immer häufiger die Assistenten einspringen. Für die Patienten entstand kein Schaden, weil auch die Assistenten bei derart komplizierten Operationen erfahrene Oberärzte sind.

Aber der Chef fiel auf und natürlich fielen ihm selbst auch seine Schwierigkeiten auf. Er nahm Urlaub, um sich zu erholen. Nach dem Urlaub verschlimmerte sich aber die Situation weiter. Schließlich wurde er ganz freigestellt und einer ärztlichen Abklärung unterzogen. Diese ergab die Verdachtsdiagnose einer Alzheimer-Demenz. Als er zu mir kam, brachte er diese Befunde mit und war natürlich ziemlich verzweifelt. Ich fand die Voruntersuchungen nicht sehr überzeugend und die Symptomatik bei ihm nicht ganz lehrbuchgemäß. Er hatte im Gespräch vor allem immer wieder Schwierigkeiten, Worte zu finden. Das passt zur Diagnose einer Demenz. Nicht so sehr passte aber, dass nach immerhin schon einem Jahr darüber hinaus alle Denkprozesse, die sich in einem normalen Gespräch beurteilen lassen, unauffällig waren. Er konnte sich konzentrieren, war kritisch in seinem Urteil, konnte auch komplexe Argumente gut verstehen und sein Gedächtnis war, soweit überprüfbar, sehr gut. Aber er war deprimiert und hatte weniger Antrieb; deshalb besprach ich mit ihm eine antidepressive Behandlung. Die hat ihm auch gut getan, seine Stimmung besserte sich und auch die Wortfindungsstörungen wurden etwas besser. Wir haben dann vereinbart, dass man trotzdem die spezialisierten Demenzabklärungen weiterverfolgen müsste, und er wollte selbst natürlich auch wissen, was mit ihm los war.

Nach den Kontrolluntersuchungen war leider klar, dass es sich bei ihm doch am ehesten um einen dementiellen Prozess handelte. Ich hatte ihm gegenüber immer offengehalten, ob es nicht vielleicht doch eine Demenz sein könnte, hatte aber die Hoffnung, dass es sich nur um Begleitsymptome seiner Depression handeln könnte. Vielleicht auch, weil ich es irgendwie nicht glauben wollte. Der Patient war sehr sympathisch, für einen in Fachkreisen derart prominenten Mann außerordentlich bescheiden, und ich mochte ihn. Aber die Befunde waren eindeutig, es hatte keinen Sinn, die Augen davor zu verschließen.

Wir haben dann vor allem besprochen, wie es weitergehen könnte. Es war klar, dass er nie wieder operieren können würde. Das hat er nach einiger Zeit erstaunlich gut verarbeiten können. Das Operieren hatte er vor allem in der ersten Zeit der Erkrankung doch eher als Belastung empfunden. Und das Rampenlicht, in dem er auf Tagungen und Kongressen gestanden hatte, war ihm sowieso immer eher unangenehm gewesen. Wichtig war ihm, in seinem Leben etwas Großes geleistet zu haben, darauf war er durchaus stolz und dafür tat die Anerkennung der Kollegen auch gut. Aber diese erbrachte Lebensleistung wurde ja durch die Erkrankung nicht geschmälert.

Es gibt kein Geheimrezept, wie man eine solche Situation behandeln kann. Man kann die Demenz nicht wegpsychotherapieren. Der Patient hat es aber mit Hilfe der Therapie geschafft, sich auf ganz neue Dinge zu konzentrieren, für die er während seiner ausgefüllten Berufstätigkeit keine Zeit gehabt hatte. Er war sehr naturverbunden, liebte das Meer, hatte mit seiner Familie ein Ferienhaus auf Sylt und verbrachte immer mehr Zeit dort. Ganz im Vordergrund stand die neue Art der Beziehung zu seiner Frau. Die Kinder waren erwachsen, und der jüngste Sohn zog gerade aus dem elterlichen Haus aus. Als Chefchirurg war er es nicht gerade gewohnt, Verantwortung abzugeben, Hilflosigkeit auch nur in Teilbereichen einzugestehen und sich helfen zu lassen. Die Erkrankung verursacht oft einen Rollenwechsel in Beziehungen, der nicht selten die Beziehung selbst gefährdet. Beide Partner müssen ein neues Verhältnis zueinander finden. Dabei die Zuneigung nicht zu verlieren, ist eine große Herausforderung. Auch Alltagssituationen können sehr belastend sein. So kennt man seinen Partner nicht, und so hätte man ihn vermutlich auch nicht geheiratet. Partner, die es schaffen, trotz solcher Belastungen noch die Zuneigung zueinander zu behalten, verdienen große Hochachtung.

Erstaunlicherweise wollte mein Patient nie, dass seine Frau mit zur Therapie kam. Natürlich wurde sie von den Kollegen, die die Spezialuntersuchungen durchgeführt hatten, über die Befunde aufgeklärt. Das war ihm auch recht, sie sollte Bescheid wissen. Aber die Therapie bei mir gehörte ihm. Normalerweise ist der Einbezug der direkten Angehörigen ein absolutes Muss bei der Behandlung von Demenzkranken. Aber ich habe seinen Wunsch respektiert und ihm geraten, mit seiner Frau später eine gemeinsame Begleitung zu suchen. Im weiteren Verlauf der dementiellen Erkrankung sind auch viele lebenspraktische Dinge zu klären, Hilfen im Alltag zu organisieren und auch die Angehörigen in schwierigen, manchmal entwürdigenden Situationen zu unterstützen. Diese Begleitung hat er dann später an anderer Stelle gesucht, und ich habe ihn aus den Augen verloren. So ist mir erspart geblieben, die Phase des zunehmenden geistigen Zerfalls mitzuverfolgen.

F1 – Psychische Störungen durch psychotrope Substanzen

Im zweiten Kapitel des Abschnitts zu den psychischen Störungen sind alle Krankheiten zusammengefasst, die durch psychotrope Substanzen ausgelöst werden können. Wir kennen vermutlich alle solche Zustände. Oder haben Sie noch nie einen Rausch gehabt mit Schwindel, Stand- und Gangunsicherheit, Übelkeit, Herzrasen, Schweißausbrüchen und Streitlust? In dieser Phase angelangt, hätten Sie die Kriterien für die Diagnose einer Intoxikation mit Alkohol erfüllt, und man hätte Ihre Störung mit der Codenummer F10.0 versehen können.

Natürlich sind in diesem Diagnosenkapitel auch Erkrankungen durch die Einnahme illegaler Drogen wie Heroin, Opium, Cannabis oder Kokain erwähnt. Aber, erschrecken Sie nicht, auch Tabak oder Koffein können Störungen hervorrufen, die nach ICD-10 einen Krankheitswert haben. Neben der akuten Intoxikation, dem akuten Rausch, sind auch der *schädliche Gebrauch*, das *Abhängigkeitssyndrom*, das *Entzugssyndrom* und andere Zustände erfasst, die unter der Einnahme psychotroper Substanzen entstehen können.

F2 – Schizophrenie

Es würde zu weit führen, im Rahmen dieses Buches genauer auf die sehr interessante Erkrankung einzugehen, die seit etwas mehr als hundert Jahren *Schizophrenie* heißt. Kurz gesagt, es ist ein Zustand, bei dem über längere Zeit Wahn, Halluzinationen und Ichstörungen auftreten. Oft werden diese Zustände auch etwas ungenau *Psychose* genannt.

Halluzinationen

Gestern stand ich an der Bushaltestelle, außer mir war nur noch ein anderer Mann dort. Plötzlich machte dieser einen Schritt auf mich zu, fing an, etwas Undeutliches zu mir zu sagen. Ich wollte schon antworten, da wandte er sich wieder ab, sprach aber weiter. Eigentlich sollten angesichts einer solchen Szene gerade bei einem Psychiater die Alarmglocken angehen: Hört da jemand Stimmen, hat da einer Halluzinationen? Mittlerweile haben wir uns alle aber an Zeitgenossen gewöhnt, die ihre Handy-Freisprecheinrichtung auf eine sozial etwas merkwürdige Art benutzen. Während ich das dachte, murmelte der Mann weiter vor sich hin und gestikulierte seltsam. Das hat mich dann doch interessiert. Ich trat unauffällig näher heran, beobachtete ihn beim Einsteigen in den Bus und setzte mich direkt hinter ihn. Ich kann Ihnen versichern: Auf beiden Seiten war keinerlei Gerät im Ohr zu sehen, keine Schnüre, die aus einem Ohr nach unten hingen, keine Flügelchen, die elegant auf das Ohr gesetzt waren. Trotzdem redete mein Sitznachbar unentwegt weiter. Vielleicht doch jemand mit Halluzinationen? Oder einfach eine raffinierte technische Neuentwicklung? Schwer zu entscheiden.

Vielleicht ist es gar nicht schlecht, wenn die Hälfte der Menschheit sich daran gewöhnt, dass Personen plötzlich anfangen, mit einem Gesprächspartner laut zu reden, obwohl dieser gar nicht anwesend ist. Die schizophrenen Patienten werden es ihnen danken; denn ist ein solches Verhalten erst einmal normal, werden sie in Zukunft nicht mehr so auffallen. Das wäre doch eine interessante Entwicklung. Früher war jeder, der mit einem Nichtanwesenden laut gesprochen hat, ein Spinner. Heute ist das anders. Meine Kinder können gar nicht glauben, dass ein Leben ohne Handy einmal möglich war, und vermuten, wenn meine Frau und ich darüber berichten, wir seien in der Höhle der Urmenschen aufgewachsen. Heute verhalten sich viele so sozial auffällig und morgen fällt es vielleicht gar niemanden mehr auf, es ist normal geworden.

Selbst wenn die soziale Akzeptanz Halluzinationen gegenüber dadurch vielleicht etwas größer wird, ist diese Krankheit alles andere als ein Spaß. Viele haben die Vorstellung, dass Menschen, die Stimmen hören, sich das einbilden. Und mit «einbilden» meinen sie, dass es keine reale Grundlage dafür gibt und der Patient das, was er erlebt, erfindet. Schon wenn man mit Patienten spricht, bekommt man aber ein ganz anderes Bild. Die Betroffenen schildern, dass sie die Stimme ganz real hören. Sie können auch oft verstehen, was die Stimme oder die verschiedenen Stimmen sagen. Bei schizophrenen Patienten ist es üblich, dass die halluzinierten Stimmen miteinander reden und meist schlechte Dinge über den Patienten sagen.

«Schau ihn dir an, wie dünn er ist, er kann ja kaum noch laufen vor lauter Schwäche und macht alles falsch», sagt vielleicht die eine Stimme, und die andere antwortet: «Das habe ich dir immer gesagt, er ist einfach zu nichts fähig.» Wenn unser Chef oder unsere Partner so etwas im realen Leben zu uns sagen, ist das schon nicht angenehm und meistens für uns ziemlich kränkend. Aber jetzt stellen Sie sich vor, Sie tragen diese Kritiker immer mit sich herum. Und Sie hören sie laut in ihrem Ohr, egal wo Sie hingehen. Es ist ein Charakteristikum von akustischen Halluzinationen, dass die Stimmen oder Geräusche nicht irgendwie im Kopf vorgestellt, sondern ganz real im Ohr gehört werden. Es ist also keine «Einbildung» im üblichen Sinne, sondern für die betroffenen Patienten eine reale Sinneswahrnehmung.

Untersuchungen zeigen, dass im Gehirn von schizophrenen

Patienten bei Halluzinationen die gleichen Nervenzentren aktiv sind wie bei Gesunden, die tatsächlich eine Stimme hören. Man muss also davon ausgehen, dass zwischen dem Halluzinieren einer Stimme und dem realen Hören einer Stimme für den Sinneseindruck der Betroffenen kein Unterschied besteht. Der schizophrene Patient hört die Stimmen wirklich! Das Wort *Einbildung* ist irreführend. Das gilt im Übrigen für alle Arten von Halluzinationen, nicht nur für das Stimmenhören. Die weißen Mäuse werden von den Betroffenen wirklich gesehen, die Giftgase aus der Nachbarwohnung wirklich gerochen, das Arsen im Essen wird wirklich geschmeckt und die Ameisen unter der Haut werden wirklich gefühlt. Das macht Behandlungsansätze manchmal sehr schwierig. Soll Ihnen doch mal einer ausreden, dass Sie gerade Buchstaben in einem Buch sehen und die Seiten nicht leer sind. Sie sehen die Buchstaben nun mal, und basta. Aber was wäre, wenn Sie mit der gleichen Deutlichkeit morgens nach dem Aufwachen die Prozession einer Liliputaner-Blaskapelle über Ihr Bett marschieren sehen würden (ich erzähle weiter unten von diesem Beispiel)? Würden Sie sich selbst für verrückt halten? Vielleicht würden Sie das sogar, aber Sie würden wohl kaum daran zweifeln, dass tatsächlich vorhanden ist, was Sie als vorhanden sehen.

Halluzinationen gehören neben illusionären Verkennungen und Pseudohalluzinationen zu den Sinnestäuschungen. Täuschen lassen sich prinzipiell alle unsere Sinne. Menschen können etwas Halluziniertes hören, sehen, riechen, schmecken und fühlen.

Dabei kann das, was Menschen halluzinieren, einfach oder auch sehr komplex sein. Mit «einfach» meine ich zum Beispiel Menschen, die Geräusche hören, ein Klicken oder Knistern. Auch noch relativ einfach sind die berühmten Stimmen, obwohl dabei der Komplexitätsgrad schon ganz schön hoch sein kann. Schizophrene Erkrankte hören nämlich oft nicht einfach eine einzelne Stimme, sondern mehrere, die miteinander sprechen und meist Böses, Bedrohliches oder Beleidigendes über den Betroffenen sagen. Es ist auch nicht selten, dass die halluzinierten Stimmen den Betroffenen Befehle geben. Dabei kann es sich etwa um bestimmte Bewegungen handeln, die der Patient ausführen muss. Manchmal befehlen die Stimmen den Patienten auch, aus dem Fenster zu springen, und nicht immer kann dann der Patient den halluzinierten Befehlen widerstehen.

Es gibt aber noch viel komplexere Halluzinationen, Menschen etwa, die in ihrem Sessel sogenannte szenische Halluzinationen haben und ganze Theaterstücke vor sich ablaufen sehen. Andere können als Halluzinationen ganze Sinfonien hören.

Die Blaskapelle

Vor langer Zeit habe ich eine Zeit lang regelmäßig in einem geriatrischen Krankenhaus Konsiliarvisiten gemacht. Man holt dabei einen Arzt ins Haus, dessen Spezialgebiet im eigenen Krankenhaus nicht vertreten ist. Wenn es zum Beispiel in einem Krankenhaus keine psychiatrische Abteilung gibt, braucht man manchmal einen Psychiater, der die anderen Ärzte bei psychiatrischen Problemen ihrer Patienten berät. So wurde ich also gerufen. Eine ältere Dame verhalte sich komisch und berichte immer wieder von Besuchern, obwohl sie gar keinen Besuch erhalte. Sie würde sich das wohl einbilden.

Die Patientin lag in einem größeren Einzelzimmer. Man konnte sich ganz gut mit ihr unterhalten, und es gelang mir, ihr Vertrauen zu gewinnen. Nach einiger Zeit erzählte sie mir, was sich jeden Abend erneut in ihrem Zimmer zutrug. Mit einem Mal, völlig unvermittelt, würden klitzekleine Menschen aus der Wand kommen. Sie seien ungefähr 10 Zentimeter groß, hätten bunte Uniformen an und spielten Musikinstrumente. Eine Blaskapelle. Und kaum hätten sie aus der Wand ihr Zimmer betreten, fingen sie an, Musik zu machen, meist spielten sie Märsche. Dabei gingen sie zügig im Gleichschritt auf ihr Bett zu, kletterten hoch, liefen über ihre Bettdecke, auf der anderen Seite wieder runter und verschwanden schließlich in der gegenüberliegenden Wand.

Sie fand das eigentlich ganz lustig, es war ihr nur unangenehm, dass die alle mit Schuhen über ihre Bettdecke gingen. Und der Lärm störte sie auch. Insgesamt fand sie das Benehmen der Kapelle seltsam und sie bat mich darum, ob ich das nicht abstellen könne. Es stellte sich dann heraus, dass die Patientin ein Medikament nicht vertrug und dass sie zudem zu wenig Flüssigkeit zu sich nahm. Mit relativ einfachen Maßnahmen konnten wir ihre seltsamen Erlebnisse tatsächlich abstellen.

Verfolgungswahn

Als mein Freund hörte, dass ich ein Buch über unseren Beruf schreiben wollte, fiel ihm sofort eine Geschichte ein, die er am Anfang seiner Weiterbildung zum Psychiater erlebt hatte.

Ein Patient wurde von einer anderen Abteilung des Krankenhauses überwiesen, weil er offensichtlich völlig wahnhaft war. Er wurde auf die Station gebracht, und schon auf dem Weg dorthin schaute er immer wieder misstrauisch nach links und rechts. Mein Freund stellte sich ihm vor. Noch bevor er aber Weiteres erklären konnte, sagte der Patient: «Sie halten mich alle für verrückt. Aber das bin ich nicht. Herr Doktor, das hat doch nichts mit verrückt zu tun, wenn die hinter mir her sind.»

«Wer ist denn hinter Ihnen her?», fragte mein Freund.

«Also, das ist eine lange Geschichte», sagte er und schaute noch einmal zur Tür und zum Fenster, ob ja niemand mithörte. Dann begann er mit leiser Stimme seine Erzählung.

«Angefangen hat alles damit, dass ich in einer italienischen Pizzeria gegessen habe. Sie haben mir die falsche Pizza gebracht, und ich habe mich beschwert. Gut, ich war dabei ziemlich unfreundlich. Aber es war ganz seltsam. Ich hatte vermutet, dass sie sich mit mir streiten, dass sie versuchen würden, sich herauszureden. Oder dass sie mich bedrohen würden. Aber, sie werden es nicht glauben: Nichts ist geschehen. Der Kellner kam und räumte die Pizza ab. Einige Zeit später kam er mit einer neuen. Ohne ein Wort, einfach gar nichts. Aber als er dann wieder in die Küche ging, blinzelte er drei Männern am Nebentisch zu. Ich habe es deutlich gesehen, es war so eine leichte Kopfbewegung auf mich zu. Er hat ihnen ein Zeichen gegeben, das wurde mir in diesem Moment klar. Es war ein Auftrag.»

«Was für ein Auftrag denn?»

«Na, sie sollten mit mir abrechnen, sie sollten es mir zeigen.»

Er wartete einen Moment, wie wenn es keiner weiteren Erklärung bedürfte. Dann setzte er doch hinzu:

«Vielleicht sollten sie mich nicht gerade damals schon umbringen, aber was danach alles geschehen ist, macht mich sicher: Sie wollen mich umbringen.»

Er saß einen Moment in sich versunken, versuchte sich an weitere Belege zu erinnern.

«Der eine saß einmal in einem Café gegenüber meiner Wohnung. Ich habe ihn sofort erkannt. Er las in einer Zeitung, aber es war mir klar, dass er mich überwachte. Gerade als ich aus dem Haus ging, griff er zum Handy. Er hat sicher die anderen informiert. Ich bin schnell weggerannt. An der Ecke habe ich noch mal angehalten. Es war nichts passiert. Er hatte sich nicht bewegt. Es ist klar, dass sie sich sicher waren, mich irgendwann zu kriegen, da war keine Eile notwendig. Sie mussten mir gar nicht nachrennen, sie kriegen mich sowieso irgendwie.»

«Ein anderes Mal habe ich aus der Nachbarwohnung leise Stimmen gehört. Sie haben über mich geflüstert. Ich konnte es nicht genau verstehen, aber es war klar, dass sie über mich redeten. Sie vereinbarten einen definitiven Schlag gegen mich in dieser Nacht. Da habe ich die Wohnung verrammelt, einen Schrank vor die Tür gerückt und überall Schnüre gespannt. Und jetzt kommt's, das ist doch der endgültige Beweis. Sie müssen irgendwie meine Gedanken aufgeschnappt haben. Sie sind nämlich nicht gekommen in dieser Nacht. Sie wussten, dass ich mich geschützt habe.»

Natürlich erkannte mein Freund sofort, dass es sich bei der Erzählung um ein wahnhaftes Erleben handelte. Das war nicht so schwer. Aber was sollte er tun? Wie oft bei diesem Krankheitsbild, hatte der Patient keinerlei Einsicht, dass es sich bei seinen Erlebnissen auch um Symptome einer Krankheit handeln könnte. Meinem Freund war klar, dass es nicht leicht werden würde, den Patienten zur Einnahme von Medikamenten zu bewegen. Unter uns gesagt: Warum sollte dieser aus seiner Sicht auch Medikamente nehmen, wo er doch nur etwas erlebte, so wie wir täglich Dinge in unserem Alltag erleben. Was konnten Medikamente ausrichten gegen Killer? An der Wahrheit dessen, was er erlebte, konnte für ihn ja nicht der geringste Zweifel bestehen. Er hatte die Zeichen gesehen, er hatte die Flüsterstimmen gehört, er hatte den Mann im Café gesehen. Das konnte kein Medikament beiseiteschieben.

Mein Freund entschied sich, fortzuführen, was bisher einigermaßen geklappt hatte. Er hatte offensichtlich das Vertrauen des Patienten gewonnen, dadurch dass er ihm einfach zuhörte. Also hörte er zu. Die ganze Geschichte in allen Details. Gelegentlich fragte er, ob die Beobachtungen des Patienten nicht auch eine andere Erklärung zuließen. Aber dieser war sich ganz sicher, dass es sich um Auftragskiller handelte, die ihn umbringen sollten. Irgendwann war aber der Moment nicht weiter aufzuschieben, in dem der heikle Vorschlag mit den Medikamenten kommen musste. Ohne Medikamente ist die Chance, dass diese Krankheit zurückgeht, verschwindend gering.

Also überlegte sich mein Freund einen guten Einstieg und fragte den Patienten: «Also das ist ja alles schrecklich, was Sie da erleben. Was meinen Sie, wohin soll das denn noch führen, wenn das so weitergeht?»

Der Patient schaute ihn ernst an, fast verzweifelt.

«Wenn das so weitergeht, Herr Doktor», sagte er, «dann bekomme ich noch einen Verfolgungswahn.»

Zwei Mal Gott auf einer Station, geht das?

Wahn ist eines der interessantesten Themen der Psychiatrie. Das Erleben erscheint so fremd, manchmal so bizarr, oft auch fantasievoll verschroben, dass es gleichzeitig faszinierend und unheimlich wirkt. Es ist Stoff für Krimis und Horrorgeschichten. Auch in der Wirklichkeit zieht uns dieses Thema an, wenn aus wahnhaftem Erleben irgendetwas Schreckliches erwachsen ist und die Nachrichten davon voll sind. Aber das Thema ist groß, es ist ein eigenes Buch wert. Hier kann ich nur andeuten, dass wahnhaftes Erleben uns gar nicht so fern ist, dass die betreffenden Mechanismen im Gehirn uns Gesunden allen sehr vertraut sind. Dass aber die kleinen Unterschiede zu gesundem Erleben große Auswirkungen haben können.

In meiner beruflichen Laufbahn als Psychiater habe ich einmal erlebt, wie zwei Patienten auf der Akutstation einen ganz ähnlichen Wahn hatten. Sie waren beide felsenfest davon überzeugt, dass sie Gott seien. Bei einem solchen Wahn kann man den Patienten ihre Überzeugung nicht ausreden, auch Gegenbelege nützen wenig, sie wären in diesem Fall ja auch schwer zu erbringen. Dass die Patienten auf der Akutstation einer psychiatrischen Klinik behandelt werden, stört sie in ihrer Überzeugung keineswegs. Damit konfrontiert, bringen sie irgendwelche in sich stimmigen Begründungen vor. Ja, das stimme schon, aber sie wollten sich doch erst ein wenig ausruhen, bevor sie wieder ihre anstrengende Arbeit als Welterlöser aufnehmen könnten. Oder, es sei halt ein Irrtum, sie zu behandeln, aber die Ärzte würden schon bald merken, dass es ein Fehler sei, Gott auf einer psychiatrischen Station behandeln zu wollen. Oder so ähnlich. An ihrer festen Überzeugung ist jedenfalls nicht zu rütteln, das gehört zu den Kriterien eines Wahns.

Wie geht man mit jemand um, der überzeugt ist, Gott zu sein? Streiten nützt gar nichts, die Patienten sind ja sicher, dass es so ist. Sie einfach in ihrem Glauben in Ruhe lassen, ist therapeutisch aber auch nicht richtig. Ich versuche dann, den Patienten mit Respekt zu begegnen, und dazu gehört auch Respekt gegenüber ihrem Erleben. Ich frage also genau nach, wie das gekommen ist, wie es sich so anfühlt, welche Aufgaben man sich denn als Gott vorgenommen habe und so weiter. Das fällt mir leicht, denn es ist ja spannend, wie die Menschen so etwas erleben. Aber gleichzeitig betone ich immer wieder, wie ich die Dinge sehe. Wenn die Patienten sich mir gegenüber öffnen, ist es nur fair, dass auch ich ihnen gegenüber offen bin. Jedoch nicht im Sinne eines Streites. Die verschiedenen Sichtweisen bleiben einfach unaufgelöst nebeneinanderstehen. Man muss eine gute Balance finden zwischen dem Eingehen auf den Patienten und der Darstellung der eigenen Sichtweise. Diese Balance ist von verschiedenen Faktoren abhängig, zum Beispiel von der Phase, in der sich der Patient befindet. Steckt er mitten im Wahn, steht eher das Interesse an seinem Erleben im Vordergrund. Wenn die Medikamente dann langsam anfangen zu wirken (und das ist es, was vor allem einen Wahn auflösen kann), dann wird zunehmend wichtig, dass der Patient wieder in die Wirklichkeit zurückfindet. Dabei kann der Therapeut eine wichtige Orientierungshilfe sein.

Was aber passiert, wenn zwei Patienten auf einer Station einen ähnlichen Wahn haben? Die beiden, die ich einmal behandelt habe, waren sicher, Gott zu sein. Zunächst haben wir sie natürlich nicht gerade im gleichen Zimmer untergebracht und auch darauf geachtet, dass sie sich auf der Station nicht allzu oft begegneten. Bei einer Visite hat mich dann aber doch der eine von ihnen überrascht. Er bestand darauf, dass ich die Krankenschwestern und den Assistenzarzt vor die Tür schicke, weil er mir etwas im Vertrauen erzählen wolle. Dann sagte er, er wolle ja niemand anschwärzen, aber er habe erfahren, dass Herr Müller vom Zimmer ganz vorne behauptet habe, er sei Gott. Ich müsse da sehr aufpassen, Herr Müller sei ein Betrüger, denn er selbst sei ja Gott. Er selbst würde sich jedenfalls von ihm fernhalten.

Das war uns natürlich ganz recht, denn so richtig haben wir dem Frieden nicht getraut. Es ist aber tatsächlich zu keinen Auseinandersetzungen zwischen den beiden gekommen.

F3 – Affektive Störungen

Im Kapitel der affektiven Störungen finden sich die Depression und die Manie. Von diesen beiden Erkrankungen gibt es verschiedene Spielarten.

Die Depression kann einmalig auftreten, oder es können immer mal wieder im Leben depressive Phasen vorkommen. Die Erkrankungen heißen entsprechend *depressive Episode* oder *rezidivierende depressive Störung*. Auch eine Manie kann als einzelne Phase auftreten, als *manische Episode*. Darüber hinaus gibt es auch Krankheitsverläufe, in denen depressive und manische Phasen vorkommen. Sie müssen einander nicht immer streng abwechseln, insgesamt sind depressive Phasen häufiger als manische. Diese Krankheit hieß früher *manisch-depressives Irresein*. Viele sprechen heute noch von *manisch-depressiv*. Der offizielle Name ist aber wegen des unschönen Beisatzes «Irresein» geändert worden. So heißt die Erkrankung heute *Bipolare Affektive Störung*.

Depressionen und Manien sind dabei wirklich wie zwei Pole. Ist man in der Depression zurückgezogen, verliert das Interesse an der Umgebung, hat eine niedergeschlagene Stimmung, schläft schlecht und hat keinen Appetit, so ist das in der Manie genau umgekehrt. Man könnte Bäume ausreißen, ist oft euphorisch, manchmal auch ein wenig gereizt. Alles geht schneller, man braucht weniger Schlaf, ist trotzdem am Tag nicht müde, sondern voller Schaffenskraft. Klingt das nicht gut? Genau das ist oft das Problem bei der Behandlung von Patienten mit Manie. Warum soll man überhaupt solch einen tollen Zustand behandeln? Patienten wollen das in der Regel nicht. Aber was so großartig klingt, ist bei genauem Hinsehen oft für das Schicksal der Betroffenen – und das sind meist auch die Angehörigen – richtiggehend katastrophal. Denn die Euphorie geht oft mit mangelnder oder sogar gänzlich aufgehobener Kritikfähigkeit einher. Man hat den Überblick über die eigene Situation verloren, zum Beispiel auch, was den Umgang mit Geld angeht.

Der Verkäufer mit den drei Ferraris

Ich habe einmal in Berlin erlebt, dass sich ein Patient, der Verkäufer in einem Drogeriegeschäft war, in einer manischen Phase drei Ferraris und einen großen Mercedes gekauft hat. Für den Leasingvertrag hatte er sich mit seiner Monatskarte der Berliner Verkehrsbetriebe ausgewiesen. Bei allem Verständnis über die Freude eines Autoverkäufers an solch einem Geschäft (und vielleicht auch der leicht verminderten Kritikfähigkeit mit dem großen Geld vor Augen), spricht das doch auch für die großartige Überzeugungsfähigkeit meines Patienten in der Manie. Die Familie des Patienten, er hatte zwei kleine Kinder, fand das gar nicht lustig. Sie hatten nicht so viel zum Leben, und Ferraris waren nicht gerade das, was die Kinder zum Essen haben wollten. Es hat die Sozialarbeiterin dann einige Arbeit gekostet, die Verträge rückgängig zu machen. Allerdings war es wegen der Monatskarte auch nicht so schwer, das Autogeschäft davon zu überzeugen, dass da kein Vertrag hätte zustande kommen dürfen. Nicht immer ist es aber leicht, Verträge zu annullieren. Ich habe schon Patienten erlebt, die in der Manie Häuser gekauft haben, andere, die ihr Haus verschenkt haben, die Reisen gebucht oder wertvollen Schmuck erworben haben. In jedem Fall hat das ihre wirtschaftliche Situation bei weitem überschritten.

Die schüchterne Ärztin, distanzlos

Aber unvernünftige oder manchmal ruinöse Geldausgaben sind nur das eine, was passieren kann. Viel schlimmer ging es einer Patientin, die ich eines Tages auf meiner Station aufgenommen habe. Sie war Ärztin, ich kannte sie vorher nicht, habe sie aber später als sehr seriöse, attraktive, durchaus selbstbewusste, eher etwas schüchterne junge Frau erlebt. Schüchtern war sie jedoch während ihrer manischen Episode überhaupt nicht. Hier zeigte sich die aufgehobene Kritikfähigkeit in großer sozialer Distanzlosigkeit. Sie kam zu uns, weil sie in der Dämmerung an die Bahngleise gegangen war und sich sexuell freizügig ein paar dunklen Gestalten angeboten hatte. Die haben dann auch nicht lange gezögert. Als sie dann in der Erstaufnahme für die körperliche Untersuchung auf der Liege lag, fing sie an, sich die Kleider vom Leib zu reißen und sich an mich zu drängen. Ich bin geflüchtet und habe eine Krankenschwester gebeten, mitzukommen. Im Rückblick hätte ich wohl gar nicht alleine mit ihr in das Untersuchungszimmer gehen sollen – aber wer rechnet schon mit so etwas? Es hat knapp zwei Wochen gedauert, bis die Patientin aus ihrem manisch kritiklosen Zustand heraus war. Ihre Befangenheit mir gegenüber hat sie aber verständlicherweise nie ablegen können; ihr Verhalten in der Aufnahmesituation, aber vor allem natürlich die Vorgeschichte, die sie in unser Krankenhaus gebracht hatte, waren ihr außerordentlich peinlich. Ich war froh, dass gleich nach dem Vorfall meine Kollegin auf der Station bereit war, die Patientin weiterzubehandeln. Zum Glück war sie durch die Aktionen am Bahngleis weder schwanger geworden, noch hatte sie sich eine Geschlechtskrankheit zugezogen. Aber das war sicher nur Glück und kein Rest verantwortlichen Handelns. Andere, die ich später mit ähnlichen Geschichten kennengelernt habe, hatten nicht immer solches Glück.

Die Manie ist eine Erkrankung, bei der oft Lustiges passiert. Ein Patient wollte mir einmal eine große Yacht schenken und mich zu einem Luxusurlaub in die USA einladen. Und doch bleibt einem meist das Lachen im Hals stecken, weil die Menschen in ihrer Krankheit so unvernünftig weit weg sind von ihrer normalen Persönlichkeit. Sie sind sich selbst entfremdet. Es ist eine schreckliche Krankheit. Man kann die akuten Phasen recht gut medikamentös behandeln, meist geschieht dies stationär. Bei den bipolaren Störungen kann man in den gesunden Phasen zwischen den Krankheitsepisoden Medikamente geben, welche die Wahrscheinlichkeit verringern, dass nach der letzten wieder eine neue Krankheitsphase auftritt.

Manische Künstler

Eine besondere Schwierigkeit gibt es in der Beratung und gegebenenfalls Behandlung von Patienten mit leichten Manien. Die Beispiele oben handelten ja von Menschen, die eine ausgeprägte manische Phase erleben. Dort nimmt die Kritikfähigkeit massiv ab und gleichzeitig die Fehlerhäufigkeit zu. Der konsequente Umgang mit seinem erlernten Handwerk und das Urteil über «gelungen» und «nicht gelungen», auf das ein Künstler angewiesen ist, geht in der Manie verloren. Einen im umgangssprachlichen Sinne *manischen Künstler* gibt es also nicht wirklich. Aber es gibt natürlich auch bei der Manie leichte Ausprägungen, wir nennen das dann Hypomanie. Und das ist oft ein außerordentlich angenehmer Zustand. Die Menschen erleben erhöhte Kreativität, ohne dass ihre Urteilskraft wesentlich eingeschränkt wäre. Sie verspüren viel mehr Energie, als sie es sonst gewohnt sind, brauchen weniger Schlaf, sind weniger erschöpft, sind schneller im Denken und Handeln usw. Patienten die das einmal erlebt haben, beschreiben den Zustand immer wieder als großartig und wollen ihn auf keinen Fall für immer missen. Es ist wie ein Rausch ohne Drogen.

Entsprechend schwer ist es, die Betroffenen von einer Therapie mit Medikamenten zu überzeugen. Bei Künstlern ist es besonders schwer. Warum sollten sie auch Medikamente nehmen? Dafür gibt es eigentlich auch nur einen wirklichen Grund: nämlich die Gefahr, dass dieser relativ kontrollierte, hypomanische Zustand nicht stabil anhält. Er kann sich zu einer richtigen Manie entwickeln, und das ist dann nicht mehr lustig. Noch überzeugender ist aber für die meisten Patienten, dass der hypomanische Zustand auch einer Depression weichen kann. Schon für jeden anderen Menschen ist das Erlebnis einer Depression schrecklich, aber für Menschen, die einmal eine Hypomanie oder Manie erlebt haben, ist die Depression der schlimmste vorstellbare Zustand. Sie wollen ihn auf jeden Fall vermeiden. Ob sie dafür auch bereit sind, die Wahrscheinlichkeit einer hypomanischen Stimmungslage zu vermindern, muss sich in jedem Einzelfall neu zeigen.

So langweilig es vielleicht klingen mag, aber das Gesunde liegt in der Mitte. So wird es bei Menschen mit bipolaren Erkrankungen das Therapieziel sein, sich relativ stabil in diesem Mittenbereich zu bewegen. Der Mittenbereich sollte durchaus eine gewisse Breite haben, aber die Extreme sind auf jeden Fall nicht gut. An beiden Polen ist man zudem eingeschränkt. In der Depression ist alles Grau, weil die Erlebnis- und Handlungsfähigkeit abnimmt, in der Manie ist alles Grau, weil die Kontrolle über Erlebnisse und Handlungen verloren geht. Mein Kollege Bernd Ahrens hat deshalb auch von der farbigen Mitte gesprochen, die es anzusteuern gilt. Dass es dabei auch wieder Grenzprobleme gibt, wie oben besprochen, versteht sich von selbst.

Der innere Kreis der Hölle

Von Depressionen könnte ich hundert Geschichten erzählen, denn Depressionen sind häufig. Allerdings wären die Geschichten nicht sehr anregend zu lesen. Die Berichte der Patienten sind ziemlich eintönig, und das weist auch auf einen der schlimmsten Aspekte bei schweren Depressionen hin: Es findet eine eintönige Entpersönlichung statt. Alles Erleben ist wie eingefroren, Patienten beschreiben sich als innerlich leer, das Interesse am Geschehen in der Umgebung ist verloren gegangen. Es gibt keine Kraft mehr, etwas zu unternehmen, ja sogar der Antrieb für wichtige Aufgaben ist verschwunden. Patienten umschreiben diesen Zustand, weisen aber regelmäßig darauf hin, dass es dafür eigentlich keine Worte gebe. Die Worte die wir gebrauchen, wie *deprimiert* oder *antriebslos*, sind Zuständen unseres Alltagslebens entnommen. Jeder kennt sie von sich und schon sie sind nicht gerade angenehm. Der Zustand der schweren Depression ist hingegen durch totale Gefühls-, Interessen- und Antriebslosigkeit charakterisiert. «Wenn ich wenigstens wieder richtig traurig sein könnte, dann könnte ich ja wieder ein Gefühl empfinden, das wäre ein Fortschritt.» Das ist ein Satz, den man oft von Depressiven hören kann.

Angehörige reagieren nicht selten unverständig auf solche Phasen bei den Betroffenen. «Reiß dich doch zusammen», «Komm, bemüh dich doch, wir gehen zusammen raus». Solche Sätze sind oft gut gemeint, nützen aber in der Depression nicht. Das haben die Betroffenen alles schon selbst versucht. Wenn die Depression ganz da ist, nutzen auch diese Versuche nichts mehr. Meine Kollegin, Frau Woggon, hat ihr Buch über Depressionen deshalb «Ich kann nicht wollen» genannt. Das drückt ziemlich genau aus, was geschehen ist.

Haben Sie Dantes «Göttliche Komödie» gelesen? Weltliteratur, aber ziemlich umfangreich und wegen der Verse etwas mühsam. Ich oute mich, dass ich das Werk bis vor kurzem auch nicht gelesen hatte. Aber wofür hat man gebildete Freunde? Einer von ihnen hat mich auf ein interessantes Detail hingewiesen. Der erste Teil trägt ja den Titel «Inferno» und handelt von einem Gang durch die Hölle. Dort geht es so zu, wie man sich das geläufigerweise vorstellt. Je näher man dem Kern kommt, umso grausamer und heißer wird es. Genial aber ist: Im innersten Kreis der Hölle ist es in Dantes Beschreibung kalt. Eiskalt! So habe ich mir immer die schwerste Depression vorgestellt, eine festgefrorene Hölle ohne Emotionen und ohne Kraft.

F4 – Angst-, Zwangs- und Belastungsstörungen

Das Kapitel F4 der ICD-10 trägt eigentlich den Titel «Neurotische-, Belastungs- und somatoforme Störungen». Was eine Neurose ist, weiß heute jedoch niemand mehr so genau. Weil es darüber sehr verschiedene Auffassungen gibt, sollte dieser Begriff laut ICD auch lieber gemieden werden. Seltsam, dass er dann ausgerechnet in einer Kapitelüberschrift wieder auftaucht. Ich habe für Sie das Kapitel deshalb nach den Haupterkrankungen benannt, die dort beschrieben werden. Es sind Angsterkrankungen, Zwangsstörungen und Störungen, die nach besonderen äußeren Belastungen auftreten.

Ähnlich wie Angst ist auch Zwangsverhalten nah an unserem Alltagserleben und lange nicht so bizarr, wie es manchmal Wahn oder Halluzinationen sind. In der Umgangssprache reden wir schnell von *zwanghaftem Benehmen* oder bezeichnen einen Arbeitskollegen als *Zwängler*, wenn er alles ganz genau nimmt und nicht einfach mal alle Fünfe gerade sein lassen kann. Von Kindern kennen wir das Verhalten, dass man auf der Straße etwa nicht auf Ritzen treten darf, weil ansonsten etwas Schlimmes passiert.

Als psychiatrische Erkrankung ist da die Zwangsstörung schon etwas ernster und genauer definiert. Das für den Laien auffälligste Kriterium für einen Zwang ist die wiederholte Handlung. Man muss immer wieder die Hände waschen, immer wieder kontrollieren, ob die Tür abgeschlossen oder der Herd ausgestellt ist. Aber dieses Kriterium reicht natürlich nicht aus. Ich gehe ja auch jeden Morgen zur Arbeit und bin deshalb noch lange kein zwanghafter Arbeiter. Und die Musiker, die jeden Tag auf ihrem Instrument üben, haben nicht dadurch schon eine Zwangsstörung.

Zwänge sind erstens repetitiv auftretende Gedanken oder Handlungen, die sich zweitens imperativ aufdrängen, die drittens von mir selbst ausgehen (also nicht von außen aufgezwungen sind), von denen ich viertens weiß, dass sie unsinnig oder übertrieben sind, gegen die ich deshalb fünftens so gut wie möglich Widerstand leiste (sie abzustellen versuche), was aber nicht gelingt und mir deshalb sechstens ein Gefühl von Unausweichlichkeit und Machtlosigkeit, also Leiden, verursacht. Diese sechs Kriterien müssen alle erfüllt sein. Eine Nähe zu Angsterkrankungen wird oft sehr deutlich. Die ritualisierten Zwangshandlungen dienen dazu, Angst zu unterdrücken (wenn es gelingt, passiert nichts Schreckliches).

Die Frau mit dem Zähl- und Reinigungsritual

Der amerikanische Psychiater Freeman hat 1992 eine seiner Patientinnen beschrieben, die eine Mischung von Zähl- und Reinigungszwängen hatte. Er hat die verschiedenen Handlungen, die die Patientin unter dem inneren Zwang ausführen musste, genau beobachtet und protokolliert. Die Patientin zählte von 17 bis 42. Dabei hatten die beiden Zahlen eine besondere Bedeutung für sie. 17 Jahre alt war sie, als nach ihrer Vorstellung in ihrem Leben alles besser wurde. Mit 42 Jahren wird sie in ihrer Überzeugung die wichtigsten Dinge in ihrem Leben getan haben und sie wird dann aufhören können zu zählen. Wenn sie im Ablauf des Rituals Fehler machte, sich zum Beispiel verzählte, musste sie gemachte Fehler korrigieren und dann jeweils von vorne anfangen. Zum Ritual gehörten neben dem Zählen das Auf- und Abdrehen sowie das Reinigen des Wasserhahns nach einem bestimmten vorgesehenen Muster.

Das Protokoll weist an einem Beispiel aus, dass die Patientin den Wasserhahn zudrehte, aufdrehte und 19 zählte. Das war aber ein Fehler, denn sie hätte vor 19 auch noch den Wasserhahn reinigen müssen. Deshalb musste sie von vorne anfangen, und so ging es immer weiter. Die Patientin benötigte für das Ritual, also bis sie fehlerfrei bei der Zahl 42 angekommen war, bis zu vier Stunden und musste es an schlechten Tagen bis zu dreimal täglich wiederholen. Das waren dann zwölf Stunden, in denen sie nichts anderes machen konnte. An diesem Beispiel wird sicher deutlich, dass es sich bei der Zwangserkrankung um eine schwere Störung handeln kann. Eine Kombination aus Verhaltenstherapie und der Gabe eines Antidepressivums ist die Standardbehandlung bei schweren Zwangsstörungen.

F5 – Verhaltensauffälligkeiten mit körperlichen Störungen

Im Kapitel F5 sind mehrere Krankheiten zusammengefasst, die etwas mit körperlichen Funktionen (Essen, Schlafen, Sexualität) zu tun haben. Es werden dort die Essstörungen mit der Magersucht (der Anorexia nervosa), der Fettsucht sowie der Bulimie beschrieben. Weiterhin gehören spezielle Schlafstörungen, wie zum Beispiel das Schlafwandeln, das panikartige Erwachen in der Nacht (der Pavor nocturnus) oder wiederkehrende Albträume dazu. Bei den sexuellen Störungen geht es, wie schon oben beschrieben, nicht mehr um die sexuelle Orientierung, sondern um Funktionsstörungen wie etwa Orgasmusstörungen, Schmerzen beim Geschlechtsverkehr (Vaginismus) usw. Dabei ist eines von vier diagnostischen Kriterien, dass die Betroffenen nicht in der Lage sind, eine sexuelle Beziehung so zu gestalten, wie sie es möchten. Nicht die Störung allein macht also die Krankheit, sondern auch das Leiden unter der Störung.

Sie wundern sich, warum diese Störungen psychiatrische Diagnosen sein sollen? Es gibt hierbei eben oft ein Zusammenspiel von körperlichen und psychischen Prozessen, es handelt sich also im eigentlichen Sinne um psychosomatische Erkrankungen.

F6 – Persönlichkeitsstörungen

Persönlichkeitsstörungen werden viel zu oft diagnostiziert, weil sie von vielen mit akzentuierten Persönlichkeitszügen verwechselt werden. Die Letzteren sind sehr häufig, die Ersten wohl eher selten. Sie kennen sicher auch Menschen, die Sie für ein bisschen seltsam, verschroben, eigenartig halten. Wir sagen dann manchmal, jemand habe einen Tick oder auch eine Macke. Jemand ist vielleicht überordentlich oder immer abhängig von Meinungen und Initiativen anderer. Oder jemand ist überschüchtern, sehr schreckhaft oder allgemein misstrauisch. Na, haben Sie sich erkannt, oder zumindest ihre Nachbarn? Aber ich kann Entwarnung geben. In den meisten Fällen wird es sich dabei eben nicht um eine Krankheit, sondern um ausgeprägte und vielleicht etwas auffällige Persönlichkeits*züge* handeln. Das Diagnosenmanual ICD-10 verlangt für die Diagnose einer Persönlichkeitsstörung im Sinne einer Krankheit die Erfüllung sämtlicher Eingangskriterien, noch bevor es dann darum geht, den speziellen Typ einer Persönlichkeitsstörung einzugrenzen.

Die Eingangskriterien sind folgende:

1. Die charakteristischen und dauerhaften inneren Erfahrungs- und Verhaltensmuster der Betroffenen weichen insgesamt deutlich von kulturell erwarteten und akzeptierten Vorgaben (Normen) ab. Diese Abweichung äußert sich in mehr als einem der folgenden Bereiche: Kognition, Affektivität, Impulskontrolle und Bedürfnisbefriedigung sowie die Art des Umgangs mit anderen Menschen.
2. Die Abweichung ist so ausgeprägt, dass das daraus resultierende Verhalten in vielen persönlichen und sozialen Situationen unflexibel, unangepasst oder auch auf andere Weise unzweckmäßig ist.
3. Durch das beschriebene Verhalten entsteht persönlicher Leidensdruck, nachteiliger Einfluss auf die soziale Umwelt oder beides.
4. Die Abweichung ist nachgewiesenermaßen stabil, von langer Dauer und hat im späten Kindesalter oder der Adoleszenz begonnen.
5. Die Abweichung kann nicht durch das Vorliegen oder die Folge einer anderen psychischen Störung erklärt werden.

6. Eine organische Erkrankung, Verletzung oder deutliche Funktionsstörung des Gehirns muss als mögliche Ursache für die Abweichung ausgeschlossen werden.

Erst wenn alle diese Kriterien erfüllt sind, darf eine Persönlichkeitsstörung als Diagnose gestellt werden. Ein wenig verschroben reicht also nicht.

Lauter dramatische Geschichten

Jetzt haben Sie einen kleinen Querschnitt zu der Vielfalt psychiatrischer Erkrankungen präsentiert bekommen, wie sie nach dem Diagnosenmanual ICD-10 geordnet sind. Und ich habe das Ziel, das ich mit diesem Buch eigentlich erreichen wollte, endgültig verfehlt. Ich wollte doch ein leichtes Buch schreiben, wollte Ihnen die Angst vor der Psychiatrie nehmen und Ihnen vermitteln, dass es im Großen und Ganzen in der Psychiatrie auch nicht anders zugeht als in anderen Fächern der Medizin. Und dann bringe ich solche dramatischen Beispiele!

Das hat zwei Gründe, die mich hoffentlich etwas entlasten. Erstens funktioniert so das Gedächtnis. Außerordentliche, dramatische Erinnerungen bleiben im Gedächtnis viel besser haften als Alltagserinnerungen. Alltag ist das gerade nicht, was Sie bisher an Patientenbeispielen gelesen haben. Dafür stehen alle Patienten, die ich beschrieben habe, noch heute so vor mir, als seien sie mir erst gestern begegnet. Der Alltag ist zwar gewöhnlicher, allerdings auch viel häufiger – Alltag eben.

Der zweite Grund liegt darin, dass ich ja ein Buch schreiben wollte zu den Fragen, die mir immer wieder zu meinem Beruf gestellt werden. Gefragt wird aber meistens nach dem Dramatischen und nicht nach dem Alltag.

Es sei aber noch einmal betont: Wenn Sie selbst mit psychischen Erkrankungen zu tun haben oder jemand in Ihrem Umkreis, so sind diese mit hoher Wahrscheinlichkeit leichter ausgeprägt und gut zu behandeln, so dass Sie irgendwann wieder Ruhe vor den Psychiatern haben – ganz einfach, weil Sie gesund geworden sind.

Ich hoffe, dass Sie trotz der auffälligen Beispiele jetzt ein etwas weniger vorurteilhaftes Verständnis der Psychiatrie haben. Jedenfalls wissen Sie nun etwas besser, was auf Sie zukommen wird, wenn Sie zum Psychiater gehen. Wie die dort angebotene Hilfe aussehen kann und wie es überhaupt so zugeht in der Psychiatrie, damit wollen wir uns im Folgenden beschäftigen.

Patienten in der psychiatrischen Klinik

Einmal Psychiatrie – immer Psychiatrie?

Einer der am häufigsten gehörten Sätze, wenn das Gespräch auf die Psychiatrie oder psychiatrische Erkrankungen kommt, lautet: «So richtig heilen kann man ja auch nicht.» Selbst von Patienten und ihren Angehörigen wird man regelmäßig gefragt, wie das denn ausgehen werde, welche Chancen man habe, dass die Symptome wieder nachlassen oder sogar weggehen, usw. Das ist durchaus verständlich, diese Fragen stellen wir dem Arzt auch dann, wenn es um körperliche Erkrankungen geht. Insbesondere bei psychischen Krankheiten bündeln viele Menschen ihre nachvollziehbaren Sorgen in der Frage: Werde ich denn wieder so gesund sein wie vor meiner Krankheit? In aller Regel wird Ihr Arzt auf solche Fragen antworten, dass Prognosen schwierig sind und Verläufe sehr unterschiedlich sein können. Aber er wird Ihnen sicher einen Anhaltspunkt geben, eine vorsichtige Vorausschau, an der Sie sich orientieren können.

Warum hat das in der Psychiatrie aber doch ein anderes Gewicht als, sagen wir, bei einer Masernerkrankung? Das hat wohl damit zu tun, dass die betreffenden Fragen kaum jemals vorurteilsfrei gestellt werden. Wenn ich nach der Prognose von Masern frage, weiß ich in der Regel, dass Masern meist folgenlos ausheilen und die Krankheitsphase in Tagen oder wenigen Wochen zu messen ist. Was ich wissen will, ist genau das: Wird sich die Erkrankung eher wenige Tage oder doch vielleicht zwei Wochen hinziehen? Und wenn ich etwas ängstlich bin, werde ich noch nach der Art und Wahrscheinlichkeit von Komplikationen fragen, mit der Erwartung, dass diese doch eher selten sind und mich selbst wohl nicht treffen werden. Aber es ist halt beruhigend, so etwas auch noch vom Experten zu hören. Dass man an Masern auch sterben kann, verdrängen wir dann einfach. So selten wie es ist, wird es nicht gerade mich treffen.

In der Psychiatrie sind die Voreinstellungen, also die Erwartungen bezüglich der Antwort auf die drängenden Fragen nach der Prognose, immer noch andere. Die Bilder über die Psychiatrie haben sich zwar in den letzten Jahren deutlich geändert, aber ein guter Rest der alten Vorurteile ist noch weit verbreitet. Sie stammen aus der Zeit, in der in psychiatrischen Kliniken (oder, wie es früher hieß, *Anstalten*) noch viele Langzeitpatienten mit chronischen Krankheiten lebten. Oft waren das Menschen mit schizophrenen Erkrankungen. Damals gab es noch wenige gute Behandlungsmöglichkeiten. Also bekam man schnell den Eindruck: *Heilen kann man nicht* und: *Einmal im Irrenhaus, immer im Irrenhaus*. Natürlich war das auch in früheren Zeiten nicht ganz richtig. Es gab immer Menschen, deren Erkrankungen folgenlos ausheilten. Viele haben die Klinik nach einem allerdings meist längeren Aufenthalt wieder verlassen. Tatsächlich aber liegen die Zeiten noch nicht lange zurück, in denen manche von diesen Vorurteilen stimmten.

Langzeitstationen und Enthospitalisierungsprogramme

Als ich 1980 an die Psychiatrische Universitätsklinik nach Basel kam, wurde ich Oberarzt für eine Akutstation und eine Langzeitstation. Auf den Akutstationen tobte das Leben; man sah viele Krankheitsbilder, zum Teil auch seltene, und konnte psychiatrisch viel lernen. Auf der Langzeitstation ging es ruhiger zu, viele Kollegen fanden die Arbeit dort langweilig. Aber man konnte anderes lernen.

Die Langzeitstationen der Klinik waren in zwei getrennten Häusern untergebracht, eines für Männer und eines für Frauen. Ich hatte es mit den Männern zu tun. Dort lebten Patienten zum Teil schon jahrzehntelang. Der Patient mit der längsten Aufenthaltsdauer war vierzig Jahre zuvor aufgenommen worden. In so einem Fall kann man tatsächlich sagen: Einmal Psychiatrie, immer Psychiatrie. Die Patienten lebten dort zusammen, aßen gemeinsam, spielten Karten, schliefen dann in Zwei- bis Vierbettzimmern. Eigentlich ging es ähnlich zu wie in einer Wohngemeinschaft. Gelegentlich gab es Krisen. Zum einen die normalen Konflikte, die üblich sind in Wohngemeinschaften, aber manchmal auch Krankheitsschübe bei einzelnen Bewohnern. Das waren eigentlich die einzigen Gründe dafür, dass man dort einen Oberarzt brauchte. Es waren dann Anpassungen der Medikation nötig, Neueinstellungen oder Motivationsarbeit, dass die Medikamente überhaupt genommen wurden. Mit Krisen war gelegentlich Suizidalität oder Aggressivität verbunden, also eine Gefährdung für den Betroffenen oder seine Mitbewohner. Es ging dann darum, solche krisenhaften Entwicklungen zu erkennen und so früh wie möglich zu behandeln. Eventuell musste ein Patient auch auf die Akutstation verlegt werden. Aber das kam nicht so oft vor, meistens lebten die Patientinnen und Patienten ganz einträchtig zusammen. Eigentlich handelte es sich gar nicht um Patientinnen und Patienten, sondern um Menschen, deren psychische Erkrankung chronifiziert war und die manchmal ein wenig zusätzliche Betreuung nötig hatten.

Ich war immer gerne dort. Nicht so sehr, weil es weniger zu tun gab als auf der Akutstation, sondern weil ich dort viel gelernt habe, was nicht im Lehrbuch stand. Wie die chronisch schizophrenen Männer mit ihrer Krankheit umgingen, wie sie es schafften, sich doch überwiegend eine positive Weltsicht zu erarbeiten, wie sie sich daran gewöhnten, mit ihren Defiziten umzugehen, da gab es viel zu entdecken. Wenn die Symptome und Funktionseinschränkungen nicht mehr so im Vordergrund der Aufmerksamkeit standen, kamen manchmal sehr originelle Sichtweisen hervor, manche davon schrullig, viele auf ihre eigene Art durchaus weise. Ich habe diesen Patienten gerne zugehört und sie haben mir *Jassen* beigebracht, ein Schweizer Kartenspiel. Erstaunlich war auch das Maß an Toleranz, das viel größer war als außerhalb der Station. Hatte einer der Bewohner eine Krise, dann hieß es halt: *Der Urs, der spinnt mal wieder*. Es war allen klar, dass jeder sein Päckchen zu tragen hatte. Natürlich hatte auch das Grenzen, vor allem wenn durch Lärm oder Aggressivität der eigene Lebensspielraum beeinträchtigt wurde. Dann gab es schon mal ein paar grobe Auseinandersetzungen. In diesen Fällen merkte man, dass der Verhaltensspielraum durch die Erkrankung eingeschränkt war. Feines, diplomatisches Konfliktlösen war nicht die vorherrschende Fähigkeit. Aber es soll ja auch ganz normale Wohngemeinschaften geben, in denen dies nicht so ausgeprägt ist. Überwiegend bestand auf der Station ein normales Miteinander.

Ein gravierendes Problem aber tauchte in dem Maße auf, wie die Akutstationen die Langzeitstationen zurückdrängten. Noch deutlicher zeigte sich das Problem dann später im Burghölzli, der psychiatrischen Klinik der Universität Zürich. Dort war die Langzeitstation zusammen mit allen anderen Stationen, Akutstationen und Spezialstationen für die Behandlung bestimmter Erkrankungen, in einem Gebäude untergebracht. Das war immer weniger eine günstige Lebensumgebung für die Menschen, die zwar chronische Beeinträchtigungen hatten und manchmal auch ein etwas seltsames Verhalten zeigten, aber nicht im eigentlichen Sinne krank waren. Und das war nicht nur in der Schweiz so, sondern in allen mitteleuropäischen Ländern. Überall setzten zu dieser Zeit sogenannte *Enthospitalisierungsprozesse* ein. Man suchte ein besseres, vielleicht familiäreres

Umfeld für diese Menschen, fernab einem Krankenhaus für Akutkranke. So wurden sie also in betreute Einrichtungen verlegt, in denen sie nicht der Atmosphäre eines Akutkrankenhauses ausgeliefert waren. Diese Entwicklung kam vor allem durch das Engagement aktiver Sozialpsychiater zustande, nicht, wie es manche Kritiker sahen und zum Teil noch heute so sehen, durch ökonomischen Druck. Im Nachhinein muss man sagen, dass diese Entwicklung auch für fast alle Betroffenen positiv war. Ich habe mit vielen gesprochen, die sich außerhalb einer Klinik in einem etwas normaleren Umfeld viel wohler fühlten als vorher in der unruhigen Klinik.

Nun bin ich etwas länger bei einem Phänomen verweilt, das heutzutage eher eine Ausnahme darstellt: die chronifizierten schizophrenen Erkrankungen. Die davon betroffenen Menschen verbleiben nun nicht mehr in der Klinik, sondern leben in einem betreuten familiären Umfeld. Heute ist die Vorstellung «Einmal Psychiatrie, immer Psychiatrie» nicht mehr gerechtfertigt. Die durchschnittliche Aufenthaltsdauer in einer psychiatrischen Klinik liegt in der Schweiz bei etwa 25 Tagen, in Deutschland noch deutlich darunter. Verglichen mit einer Blinddarmentzündung oder einer Entbindung, ist das immer noch lange. Aber dass ein Patient ein Jahr oder gar länger im psychiatrischen Krankenhaus verweilt, das kommt bis auf ganz wenige Ausnahmen heute nicht mehr vor. Und selbst in den Fällen, in denen die stationäre Behandlung länger als einen Monat dauert, erfolgt das mit ausdrücklichem Einverständnis des Patienten. Eine Unterbringung gegen den Willen des Patienten für so lange Zeit ist heute nur noch denkbar, wenn es zu Straftaten gekommen ist und die Menschen seitens der Justiz in meist dafür spezialisierte Einrichtungen eingewiesen wurden. Also keine Angst, Sie werden rasch wieder aus der Klinik herauskommen. Eine Einweisung in ein psychiatrisches Krankenhaus gleicht heute der in ein ganz normales Krankenhaus, etwa zu einer Operation, zur Einstellung eines komplizierten Diabetes oder vielleicht zur Dialyse.

Und heilen kann man doch!

Die meisten Menschen bleiben also nur noch relativ kurz in einer psychiatrischen Klinik. Und heilen kann man eben doch! Die Erfolgsquoten der psychiatrischen Behandlungen sind hoch. Die Mehrzahl aller Patienten benötigt nach einem stationären Aufenthalt nie wieder eine stationäre Behandlung in der Psychiatrie. Allerdings gehören zu den psychiatrischen Erkrankungen auch einige, die in Phasen oder Schüben immer wieder neu aufflackern können. Das ist zum Beispiel der Fall bei rezidivierenden Depressionen, bei Bipolaren Affektiven Störungen und oft auch bei Schizophrenien. Und dann gibt es noch Krankheiten, bei denen es nach einer Ausheilung zu einem Rückfall kommen kann, zum Beispiel bei Suchterkrankungen. Aber solche Verläufe kennen wir auch bei körperlichen Erkrankungen, denken Sie nur an Rheuma-Erkrankungen, an Diabetes oder Multiple Sklerose.

Die allermeisten Menschen mit psychischen Erkrankungen brauchen jedoch nie einen Krankenhausaufenthalt. Eine ambulante Therapie reicht aus und führt normalerweise zum Erfolg. Bei den anderen kommt es in der Regel zu einem einmaligen stationären Aufenthalt. Eine erneute Krankheitsphase tritt dann entweder gar nicht auf oder es reicht eine anschließende ambulante Behandlung. So weit die guten Nachrichten. Die schlechte folgt aber sogleich.

Verrückt sein ist selten – mich trifft es nicht

Das sind gleich zwei schwere Irrtümer in einer Überschrift. Allerdings handelt es sich um Irrtümer mit einer hilfreichen Funktion. Das ist bei vielen Irrtümern so, zumal wenn sie sich wie diese beständig halten. Die nützliche Funktion besteht in diesem Fall darin, dass wir uns in Sicherheit wiegen. Und in Sicherheit fühlt sich das Leben gleich viel besser an. Wir brauchen dann keine Angst zu haben vor dem, was kommen könnte. Wenn Sie also lieber weiter uninformiert, aber wohlig leben wollen, dann überspringen Sie dieses Kapitel und lesen einfach noch mal die Überschrift.

Für die Tapferen, die nicht gesprungen sind, hier ein paar Zahlen und Fakten. Und das sind auch die schlechten Nachrichten.

Meinen Studenten sage ich immer, nachdem wir trockene Zahlen besprochen haben, sie sollen sich das Ganze jetzt doch mal konkret vorstellen. Wir fangen hier lieber gleich mit der anschaulichen Version an. Ich selbst lebe in einer Siedlung mit etwa hundert Menschen (das ist nicht nur praktisch wegen der Prozentzahlen, sondern stimmt ungefähr wirklich). Ein Viertel davon wird im Laufe ihres Lebens einmal eine behandlungspflichtige Depression bekommen. Also 25 Nachbarn. Ich stelle mir vor, wer das sein könnte. Immerhin 3 Prozent haben zurzeit diese Erkrankung. Hier wird es schon schwieriger, man merkt es ihnen ja kaum an, aber drei Nachbarn könnten wohl eine haben. Etwa 15 Prozent aller Depressiven begehen Suizid; von den 25 Nachbarn, die im Laufe ihres Lebens einmal erkranken werden, also etwa drei oder vier. Wenn Sie diese Gedankenübung tatsächlich mitgespielt haben, werden Ihnen die Zahlen etwas weniger abstrakt vorkommen. Drei bis vier Ihrer hundert Nachbarn werden sich statistisch gesehen irgendwann das Leben nehmen.

Das sind aber nur die Zahlen für die Depression. In einer relativ neuen großen Studie wurde in vielen europäischen Ländern untersucht, wie groß die Wahrscheinlichkeit ist, irgendwann einmal im Leben an irgendeiner psychischen Störung zu erkranken. Die Zahl, die die sorgfältigen Autoren gefunden haben, liegt nahe bei 50 Prozent. Knapp die Hälfte aller Menschen wird also im Laufe ihres Lebens einmal eine psychische Krankheit erleben. Die Autoren der Studie waren selbst etwas erschrocken bei diesen Zahlen. Sie betonen, dass sie nicht etwa eine zu niedrige Schwelle angesetzt hätten. Nicht jedes Zipperlein, nicht jede Traurigkeit oder Arbeitsüberlastung sei einbezogen worden. Sie betonen, dass sie nur Störungen aufgenommen hätten, die psychiatrisch-psychotherapeutische Behandlungen erforderlich machten.

Die Unerschrockenen, die bis hierher gelesen haben, wissen jetzt also: Psychische Erkrankungen sind nicht selten. Es kann Sie ungefähr so oft treffen wie Zahl oder Kopf bei einem Münzwurf.

Ambulant oder stationär?

Wie schon erwähnt, werden heute weitaus mehr Menschen ambulant psychiatrisch-psychotherapeutisch behandelt als stationär. Lediglich ungefähr nur ein Zehntel aller von einer psychischen Krankheit Betroffenen müssen einmal ins Krankenhaus. Stationäre Behandlungen können für die Patienten aber auch einige Vorteile haben. Ein Grund für einen stationären Aufenthalt liegt oft dann vor, wenn die ambulante Behandlung über längere Zeit keinen rechten Fortschritt gebracht hat. Das therapeutische Angebot ist in der Klinik reichhaltiger und die Therapie intensiver.

Darüber hinaus gibt es aber auch Gründe, die in der Symptomatik der Erkrankungen selbst liegen. Wenn aufgrund der Erkrankung Aggressivität auftritt, die andere bedroht, oder wenn durch die Erkrankung die Sicht auf sich selbst oder die Welt so verändert ist, dass man sich das Leben nehmen will, dann sind das sicher Gründe, Patienten in einer psychiatrischen Klinik zu behandeln, um sie selbst oder andere für eine Zeit lang zu schützen.

Schließlich ist es für viele Patienten auch vorteilhaft, ihr sonstiges Umfeld einmal vollständig zu verlassen. Der Abstand von der Arbeit, aber eventuell auch von belastenden Umständen in der Familie oder Partnerschaft gestattet es manchmal erst, sich in Ruhe mit sich selbst und seinen Problemen zu beschäftigen. Komplizierende körperliche Begleiterkrankungen können ein Grund für die Aufnahme ins Krankenhaus sein. Auch bei Patienten, die sich krankheitsbedingt nicht mehr selbst versorgen können, ist ein stationärer Aufenthalt oft angezeigt.

Mit Peddigrohr basteln

Wenn man alte Bilder von psychiatrischen Einrichtungen besonders aus der ersten Hälfte des letzten Jahrhunderts sieht, dann sind diese fast immer mit einem landwirtschaftlichen Betrieb kombiniert. Die Patientinnen und Patienten wurden auf den Feldern eingesetzt, halfen bei der Ernte oder versorgten auch das Vieh mit. Es ist schon erstaunlich, in welch kurzer Zeitspanne sich das vollständig geändert hat. Heute wird den damals Verantwortlichen manchmal vorgeworfen, sie hätten die Patienten ausgenutzt, für einen Hungerlohn arbeiten lassen und sie für einen florierenden Wirtschaftsbetrieb eingesetzt. Wie schon gesagt, lasse ich beim Urteil über frühere Zeiten eher Vorsicht walten. Die Patienten, die ich zu Beginn meiner Tätigkeit als Psychiater erlebt habe, haben zwar nicht mehr in der Landwirtschaft gearbeitet, aber eigentlich waren wir immer froh, wenn wir für manche von ihnen während ihres Aufenthaltes einen kleinen Job im Laden oder sonst eine sinnvolle Tätigkeit organisieren konnten. Die Patienten haben das jedenfalls immer sehr geschätzt. Gebraucht zu werden, einen Beitrag zu leisten, in einem Bereich Verantwortung zu übernehmen – das alles war oft therapeutisch wirksam, und die Patienten haben es gern gemacht. Heute ist das schon allein durch die verkürzten Aufenthaltsdauern kaum mehr möglich, und auch aus ökonomischen Gründen werden geschützte Arbeitsplätze immer seltener.

Auf älteren Bildern aus psychiatrischen Kliniken sieht man

manchmal Patientinnen und Patienten Körbe aus Peddigrohr flechten. Noch heute haben manche dieses Bild vor Augen, wenn man ihnen eine Teilnahme an der Ergotherapie vorschlägt. Einmal habe ich den Manager einer Versicherungsgesellschaft mit einer schweren Depression behandelt. Als ich ihm die Ergotherapie vorgeschlagen habe, hat er mich nur entgeistert angesehen und gesagt: «Sie wollen mich zum Basteln schicken?» Es hat mich noch viel Überzeugungsarbeit gekostet, bis er sich auf einen Versuch eingelassen hat. Am Schluss hat er der Ergotherapie einen wesentlichen Teil der Genesung zugeschrieben. Er hat kreative Seiten an sich entdeckt und auch zu Hause weiter in seiner Freizeit Holz und Steine bearbeitet und Bilder gemalt: ein guter Ausgleich zu seiner beruflichen Arbeit und eine Tätigkeit, die ihm während seines Klinikaufenthaltes immer mehr Antrieb und Selbstvertrauen wiedergegeben hat. Mit Peddigrohr ist er jedenfalls nicht in Berührung gekommen. Nicht jede Therapie ist für jeden gleichermaßen geeignet, deshalb ist es gut, wenn man eine Vielzahl von therapeutischen Möglichkeiten in einer Klinik anbieten kann.

Das moderne therapeutische Angebot

Es gibt heute in allen psychiatrischen Kliniken ein umfangreiches therapeutisches Angebot. Das reicht von Yoga über kreative Therapien, Physio- und Bewegungstherapie, bis zu Musik- und Tanztherapie. In vielen Häusern gibt es Massagen, Kurse in Entspannungsverfahren und viele andere Angebote. Dazu kommen natürlich auch noch die psychotherapeutischen Einzel- und Gruppentherapien sowie die meistens alltagsbezogenen Betreuungen durch Pflegefachleute. Soziale Probleme können in so gut wie allen Kliniken in Zusammenarbeit mit Sozialarbeiterinnen behandelt werden. Manche Kliniken haben Schwimmbäder, andere Turnhallen.

Trotzdem sollten Sie nicht an Erlebnisurlaub oder Volkshochschulkurse denken. Es geht auch nicht darum, die Angebote, die Spaß machen, möglichst intensiv zu betreiben und damit die Zeit totzuschlagen. In der Regel wird vielmehr am Anfang der Behandlung von Patient und Therapeut gemeinsam ein Wochenplan erstellt. Dabei ist wichtig, welche Therapien zur Heilung beitragen können. Die müssen dann gar nicht unbedingt Spaß machen, oft gehört sogar einige Überwindung dazu, an den Therapien teilzunehmen. Es geht ja darum, die Symptome der Erkrankung zu bekämpfen und sich neuen Erkenntnissen über sich selbst zu stellen – und das kann manchmal ziemlich anstrengend sein. Der Wochenplan wird dann immer wieder zu Anfang jeder Woche angepasst. Nicht zu unterschätzen sind auch die Ruhezeiten zwischen den gezielten Therapien. Viele Patienten berichten nach einem stationären Aufenthalt, dass ihnen die Gespräche mit den anderen Patienten geholfen hätten. Da das nicht planbar ist, wurde dieses Wirkelement früher kaum berücksichtigt. Es hat sich aber gezeigt, dass der Austausch von Erfahrungen verschiedener Betroffener ein hochwirksamer therapeutischer Faktor sein kann. Darin besteht ja auch der Grund für die Wirkung von Selbsthilfegruppen. Im stationären Rahmen wird das heute unter dem Stichwort Milieutherapie berücksichtigt.

So betrachtet klingt es schon mehr nach Arbeit als nach Wellness. Und so ist es auch gemeint. Dass man hierin auch übertreiben kann, habe ich erlebt, als ich mit meinem ehemaligen Chef die Zeiten gezielter Therapie zusammengezählt habe, die Patienten einer Spezialstation erhalten hatten. Wir waren etwas erschrocken, als mehr Stunden zusammenkamen als unsere eigene Arbeitszeit. Sicher war das gut gemeint, aber auch übertrieben. Die Therapien müssen ja auch ihre Wirkung entfalten können. In den verschiedenen Behandlungen werden Prozesse ausgelöst, die Zeit zum Nachdenken und Verarbeiten erfordern. Angesichts sehr geringer durchschnittlicher Aufenthaltsdauern ist das heute oft ein Problem. Die drei oder vier Wochen reichen kaum, um das Programm einer manualisierten Kurzpsychotherapie durchzuführen. Das ist ein Problem, das nur durch eine gute Zusammenarbeit von stationären und ambulanten psychiatrisch-psychotherapeutischen Behandlungsangeboten zu lösen ist. Was aber geschieht, wenn ich mich gar nicht behandeln lassen will?

Darf man unvernünftig sein?

Hand aufs Herz: Wer von Ihnen kontrolliert regelmäßig seinen Blutdruck? Wer weiß, dass er erhöhte Werte hat, nimmt aber trotzdem keine Medikamente? Wer von den männlichen Lesern ist über fünfzig und war noch nicht bei einer Prostata-Vorsorgeuntersuchung? Wer raucht regelmäßig? Wer isst täglich mehrfach Süßigkeiten, wer täglich oder sogar mehrmals täglich Fleisch?

Vielleicht werden Sie sagen: Na und, ist doch mein Bier. Und das ist es auch. Alle oben genannten Beispiele – und es gäbe natürlich noch viele mehr – sind Beispiele für unvernünftiges Verhalten. Wenn Sie rauchen, verkürzen Sie Ihre Lebenserwartung deutlich. Blutdruckmedikamente trotz erhöhten Blutdrucks nicht zu nehmen ist fast eine suizidale Handlung. Theoretisch werden Sie mir darin vielleicht zustimmen, aber eben auch sagen, dass das halt Ihre Entscheidung sei. Es mag unvernünftig sein, aber schließlich ist es ja Ihr Leben. Oft hört man auch – besonders von Rauchern –, es gehe ihnen gar nicht um die Länge des Lebens, sondern um die Qualität während des Lebens. Meist klingt das dann anders, wenn die ersten Symptome kommen oder es wirklich dem Lebensende zugeht. Aber lassen wir das. Das ist ja kein missionarisches Buch für positives Gesundheitsverhalten.

Worum es mir geht, ist, dass wir uns selbstverständlich den Anspruch zubilligen, unvernünftig sein zu dürfen. Die Idee, meinen

Nachbarn mit Bluthochdruck gegen seinen Willen in die Klinik zur Behandlung einzuweisen, klingt geradezu absurd – sogar dann, wenn ich es mit dem Argument versuchen würde, er sei suizidal, denn er nehme seine Medikamente nicht. Und dennoch kann man sich fragen: Worin besteht eigentlich der Unterschied zu einer Zwangseinweisung aus psychiatrischen Gründen? Denn Tatsache ist: Wenn jemand depressiv ist und sich umbringen will, kann er notfalls gegen seinen Willen in eine psychiatrische Klinik eingewiesen werden. Nun will ich zwar nicht behaupten, dass es zwischen dem Fall des Medikamentenverweigerers und dem Depressiven keine Unterschiede gebe, aber so ganz leicht zu beschreiben, wie häufig gemeint wird, sind diese nicht.

Eine extreme Position findet sich in einem Interview mit dem Soziologen Friedrich Schorb, das am 7.12.2009 in der *Neuen Zürcher Zeitung* publiziert wurde. Es ging dort um das Thema Übergewicht. Auf die ungläubige Frage des Redakteurs: «Es gibt ein Recht darauf, fett zu sein?», antwortet der Sozialwissenschaftler: «Auf jeden Fall. Der Körper ist Privatsache. Wir haben ein Recht auf Selbstschädigung.»

Wir haben ein Recht auf Selbstschädigung. Das ist wohl die Antwort auf die oben geschilderten Beispiele von Menschen, die einen erhöhten Blutdruck haben oder starke Raucher sind und trotz besseren Wissens nichts dagegen tun. Und sie gilt wohl auch für Menschen mit Übergewicht. Übrigens wurde in dem Interview auch der interessante Aspekt der Kosten von solchem «unvernünftigen» Verhalten diskutiert. Der Redakteur fragte, ob es denn fair sei, dass die Allgemeinheit die erheblichen Folgekosten zu tragen habe, wenn man schon zubillige, dass es ein Recht auf solches Verhalten gebe. Tatsächlich sind die Krankheitskosten durch Raucher, Menschen mit starkem Übergewicht und solche mit nicht behandelten Risiken für Herz-Kreislauf-Erkrankungen erheblich. Und immer wieder wird auch darüber diskutiert, die betreffenden Kosten den Verursachern aufzubürden und nicht der Allgemeinheit. Der Soziologe weist hingegen – wie ich meine, völlig zu Recht – darauf hin, dass darin eben das Solidarprinzip in der Krankenversicherung bestehe und man es sich gut überlegen sollte, dieses in Frage zu stellen. Es müsste dann wohl auch für Skifahrer (mit erhöhten Kosten für die Behandlung von Knochenbrüchen) und anderen Arten von Sportlern gelten. Zudem wäre noch hinzuzufügen, dass im Einzelfall gar nicht so leicht zu entscheiden ist, welche Situationen tatsächlich eine höhere Wahrscheinlichkeit für Folgekosten verursachen. Auch die Wissenschaft ist sich hier nicht immer einig, wie zum Beispiel immer wieder neue Empfehlungen zu bestimmten Vorsorgeuntersuchungen (mal unbedingt notwendig, dann wieder unnötig) oder zur Behandlung von Risikosituationen zeigen.

Folgte man dem Verursacherprinzip und hebelte das Solidarprinzip aus, sähe es schlimm aus für Menschen mit Drogen- und Alkoholproblemen. Aber auch für Patienten, bei denen zum Beispiel durch eine Analyse der Gene eine spätere Erkrankung mit erhöhter Wahrscheinlichkeit oder sogar Sicherheit vorhergesagt werden kann. Auch hier könnte man ja auf die Idee kommen, statt die Allgemeinheit die Betroffenen zur Kasse zu bitten.

Auch diejenigen, die das Solidarprinzip grundsätzlich bejahen, stellen es hin und wieder bei «absichtlich» schädigendem Verhalten in Frage. Ihr Argument geht so: Wenn ich schädigende Gene habe, kann ich nichts dafür, aber wenn ich Drogen nehme schon. Auch dagegen gibt es aber mindestens zwei Argumente. Erstens wird immer klarer, dass auch bei der Entstehung einer Drogensucht oder einer Alkoholabhängigkeit die genetische Belastung eine bedeutende Rolle spielt. Ob jemand wie Sie und ich ab und zu gerne mal ein Glas Alkohol trinken, oder ob wir nicht mehr davon wegkommen, keine Kontrolle mehr über die Menge haben und in die Abhängigkeit rutschen, ist nach neueren Untersuchungen wohl nicht unwesentlich von der genetischen Veranlagung abhängig. Auch hier käme also ein wesentlicher Faktor in der Krankheitsentstehung dazu, für den die Betroffenen nichts können.

Das zweite Argument ist kein wissenschaftliches, sondern eines der Erfahrung. Ich habe schon bizarre Beispiele von Selbstschädigungen erlebt. Menschen die sich mit Brieföffnern Wunden am Bauch zufügen, Menschen, die sich mit Rasierklingen an den Unterarmen schneiden, oder solche, die zerbrochene Glasscherben essen. Aber ich habe noch niemanden erlebt, der dies gern tut und dabei Freude hat. Immer war es ein Symptom einer zugrunde liegenden schweren Störung. Nie kam mir dabei auch nur annäherungsweise der Gedanke, dass die betreffenden Menschen an solchem sie selbst schädigenden Verhalten schuld seien und für die Folgekosten auch selbst zahlen sollten.

Erzwungene Hilfe

Wenn also bei körperlichen Situationen ein Recht auf Selbstschädigung besteht, worin besteht dann der Unterschied zu psychischen Erkrankungen? Mit welcher Begründung sollten wir hier eingreifen dürfen, eventuell auch gegen den geäußerten Willen der Betroffenen? Warum sollte hier das Recht auf Unvernunft eingeschränkt sein?

Die Idee dahinter ist, dass ein Mensch mit einer psychischen Erkrankung aufgrund dieser Störung keine hinreichende Übersicht über seine Situation hat. Der Depressive zum Beispiel sieht nur noch die Möglichkeit des Suizids. Weil er krankheitsbedingt alles durch eine dunkle Brille sieht, erkennt er mögliche andere Lösungen für seine Probleme nicht. Hier ist es also die Krankheit selbst, die eine freie und vernünftige Entscheidung beeinträchtigt und das Leben des Betroffenen gefährdet. Sein freier Wille ist eingeschränkt und in dieser Zeit müssen andere fürsorglich für ihn entscheiden. So lautet die Grundidee, die ich teile, selbst wenn wir beim näheren Nachdenken über die Begriffe *freier Wille* und *fürsorglich* schnell in Teufels Küche kommen.

Fürsorge: ganz oder gar nicht?

Auch bei Menschen, die krankheitsbedingt wichtige Entscheidungen nicht mehr so treffen können, wie sie es ohne diese Krankheit gekonnt und vermutlich auch getan hätten – auch bei diesen Menschen gilt dies nicht für alle Entscheidungen. Nehmen wir das Beispiel einer schweren geistigen Behinderung oder einer fortgeschrittenen dementiellen Erkrankung. Meistens ist recht klar, dass davon betroffene Menschen sinnvolle finanzielle Entscheidungen nicht mehr treffen können. Sie brauchen für diese Themenbereiche oft eine Hilfe und notfalls auch Entscheidungen, die vielleicht gegen ihren geäußerten Willen gerichtet sind. Selbst hier ist es nicht immer ganz einfach zu erkennen, ob es sich im Einzelfall beim Patienten um eine eigenwillige oder um eine Entscheidung handelt, die durch die Krankheit verändert ausfällt und ohne Krankheit vom Patienten wohl ganz anders getroffen worden wäre.

Wie man sieht, spielen hier Vermutungen eine große Rolle. Wie weit ist der Patient mit seinen Beschlüssen entfernt von den Entscheidungen, die er zu gesunden Zeiten in der gleichen Situation getroffen hätte? Wie weit bleibt er vielleicht auch mit eigenwilligen Entscheidungen doch noch im Bereich seiner früheren Persönlichkeit, die auch schon zu gesunden Zeiten eigenwillig war? Solche Beurteilungen sind im Zweifelsfall eher selten vom Psychiater zu treffen, viel häufiger von Beiständen, Vormündern oder Richtern. Gelegentlich wird ein Psychiater als Gutachter beigezogen, der dann die detektivische biografische Arbeit leisten muss. Er muss wissen, wie der Patient in ähnlichen Situationen früher entschieden hat, er muss sich in ihn hineindenken und abschätzen, wie viel Unvernunft der Krankheit und wie viel der Grundpersönlichkeit des Kranken zuzuschreiben ist. Kein einfaches Unterfangen. Oft geht es dann noch um Vermögensentscheidungen, an denen Angehörige mit eigenen Interessen beteiligt sind, was die Aufgabe auch nicht gerade erleichtert.

Gehen wir aber von einem wirklich schwer demenzkranken Patienten aus. Es ist keine Frage, dass er Behördengänge oder eben auch finanzielle Entscheidungen nicht mehr selbst treffen kann. Er erkennt – bis auf einige seltene lichte Momente – seine Kinder nicht mehr, hält sich für einen Siebzehnjährigen, der gerade seine Einberufung als Soldat im Zweiten Weltkrieg bekommen hat, und akzeptiert die Anweisungen der Krankenschwester als die seiner Mutter. Muss man nicht annehmen, dass diesem Patienten alle Entscheidungen abgenommen werden müssen? Kann er überhaupt noch irgendetwas «vernünftig», das heißt in seinem Sinne, entscheiden? Es ist immer wieder erstaunlich, wie viele Bereiche es auch bei Menschen in solchen Situationen gibt, in denen ihre gesunde Grundpersönlichkeit erkennbar wird und die Wünsche und Bedürfnisse, die sie äußern, ihre eigenen sind, nicht von der Erkrankung beeinflusst. Es gibt Menschen, die aufgrund ihrer schweren Demenz Hilfe beim Ankleiden brauchen, weil sie nicht mehr wissen, wie man ein Hemd zuknöpft. Dieselben Menschen schlagen dann möglicherweise jeden Pfleger im Schachspiel oder erfreuen die Mitpatienten mit Klavierstücken von Chopin.

Einmal unvernünftig, immer unvernünftig?

Menschen verändern sich. Das ist eine Binsenweisheit. Nicht ganz so binsenweise ist die Erfahrung, dass dies auch für schwer psychisch Kranke gilt. Es fällt schwer, zu glauben, dass Menschen, die sich während einer Krankheitsphase grob fremdgefährdend verhalten, das nicht mehr tun sollten, wenn sie wieder gesund sind. Wir neigen dazu, diese Menschen für innerlich böse zu halten, das aggressive Verhalten ihrer Persönlichkeit zuzuschreiben. Und eine Persönlichkeitsstruktur kann sich kaum verändern, höchstens über längere Zeit leicht modifizieren. Natürlich gibt es solche Menschen. Aber wir reden jetzt von Menschen, die in gesunden Zeiten eher unauffällig gelebt haben und dann während einer Krankheitsphase einen kriminellen Akt ausüben. Das extremste Beispiel hierfür sind Menschen, die in einer wahnhaften Phase einer schizophrenen Erkrankung einen anderen Menschen umgebracht haben. Es gibt da große Tragödien, die sich meistens innerhalb von Familien abspielen. Tatsächlich verhält es sich aber in der Regel so, dass diese Menschen, sobald der Wahn behandelt ist, wieder völlig friedlich sind.

Vor einigen Jahren habe ich einen Patienten behandelt, der in der festen Überzeugung, ein Meteorit schlage in die Stadt ein und Zürich müsse schnell noch evakuiert werden, sich auf eine verkehrsreiche Kreuzung stellte und den Verkehr regelte. Alles, was raus ging aus der Stadt, ließ er vor, alles, was rein wollte, leitete er um. Er wurde von der Polizei kurzerhand in die Klinik gebracht. Natürlich sah er gar keine Notwendigkeit dafür, wehrte sich vielmehr, weil die Polizisten so ignorant waren und noch nichts von der bevorstehenden Katastrophe gehört hatten. Er musste zwangseingewiesen werden. Richtig oder falsch? Natürlich richtig. Das Verhalten war unvernünftig, gefährdete andere und ihn selbst und beruhte auf einer durch den Wahn veränderten Realitätsbeurteilung. Als er nach der Behandlung wieder gesund war, sah er das übrigens selbst genauso.

Wie aber steht es dann hiermit: Eine Patientin wurde von ihren Angehörigen in die Klinik gebracht, weil sie das Haus nicht mehr verließ. Es hat eine ganze Weile gedauert, bis sie so viel Vertrauen zu mir hatte, dass sie mir die Gründe dafür mitteilte. Sie sei Anthroposophin. Und sie sei überzeugt, dass nicht nur Menschen, Tiere und Pflanzen leben, sondern auch alles sonst, also zum Beispiel auch Steine. Vor ihrem Haus sei ein großer Kiesweg angelegt worden und sie habe immer mehr Scheu bekommen, auf die Steine zu treten. Es müsse denen doch wehtun. Am Anfang habe sie noch versucht, den Kiesweg zu umgehen, aber auch das Gras darum herum lebe ja. Sie konnte schließlich gar nicht mehr aus dem Haus, ohne ein lebendes Wesen zu gefährden. Zwangsbehandlung ja oder nein? Da ist die Antwort schon schwieriger. Mit der Zeit wurde deutlich, dass das Denken der Patientin zwar sehr nah an den Vorstellungen von Anthroposophen war, diese von ihr aber doch wahnhaft verarbeitet wurden. Im weiteren Sinne gefährdete sie sich selbst, wenn sie aufgrund der Erkrankung nicht mehr aus dem Haus ging, und die Zwangseinweisung war wohl gerechtfertigt. Die Krankheit hat ihr die vernünftige Einschätzung der Situation verunmöglicht. In ihrem wohlverstanden eigenen Interesse musste an ihrer Stelle gehandelt werden.

Kommen wir zu noch schwierigeren Beispielen. Was ist etwa mit einem schizophrenen Patienten, der in seinen Krankheitsphasen überzeugt war, dass ihn die Mafia verfolgte? Er besorgte sich Waffen, um sich vor den Verfolgern schützen zu können. Im Laufe der Behandlung ging der Wahn vollständig zurück. Der Patient war einsichtig, gab seine Waffen bei der Polizei ab und war mit einer ambulanten Weiterbehandlung einverstanden. Allerdings war klar, dass die Genesung vor allem den Medikamenten zuzuschreiben war, die er während der Erkrankung bekam. Leider setzte er die Medikamente aber immer wieder ab, und prompt brach kurze Zeit später auch wieder die Psychose aus. Es kam in verschiedenen Krankheitsphasen immer wieder zu gefährlichen Situationen mit Bedrohungen von unbeteiligten Menschen in seiner Umgebung. Sollte er gegen seinen Willen eingewiesen werden oder zumindest zu einer ambulanten Behandlung gezwungen werden, wenn er das nächste

Mal vorhatte, die Medikamente abzusetzen? Viele Laien würden diese Frage wohl bejahen, denn mit diesen Maßnahmen wäre auch ihm selbst geholfen und die Gefahren für andere wären abgewehrt. Die Juristen waren da aber anderer Meinung. Wenn der Patient seinen Entschluss, die Medikamente abzusetzen, mit freiem Willen, unbeeinflusst von einer aktuellen Psychose, fällt, darf er nicht sozusagen prophylaktisch gegen seinen Willen behandelt werden.

Viele Patientinnen mit einer Borderline-Persönlichkeitsstörung bringen sich Schnittwunden an den Unter- und Oberarmen bei. Diese sind nicht direkt lebensbedrohlich. Aber wann ist der Punkt erreicht, an dem man auch gegen den Willen der Betroffenen eingreifen sollte und darf? Immerhin besteht eine gewisse Gefahr, dass doch mal ein arterielles Blutgefäß getroffen wird oder dass eine Infektion auftritt, die lebensbedrohlich werden kann. Obwohl auch hier das selbstgefährdende Verhalten durch die Krankheit bedingt ist, reicht es wohl für eine Zwangsmaßnahme nicht aus.

Bei Patienten mit Essstörungen treten ebenfalls immer wieder schwierige Entscheidungssituationen auf. Etwa 10 Prozent aller Patientinnen und Patienten sterben an einer Anorexie, weil sie so weit hungern, bis auch lebenswichtige biologische Funktionen nicht mehr ungestört sind. Ab wann darf, soll oder muss man eingreifen? Sie gefährden sich ja nicht aus einem wohlabgewogenen freien Entschluss heraus, sondern weil ihnen die Krankheit den unvoreingenommenen Blick auf die aktuelle Situation und die Gefahren verbaut.

Das alles sind nicht nur medizinische, sondern ebenso juristische und vor allem auch gesellschaftliche Fragen. Dem Recht des Menschen auf individuelle Selbstbestimmung steht die Fürsorge der anderen gegenüber, sozusagen das Recht auf Schutz vor sich selbst. Heutzutage wird dem Selbstbestimmungsrecht des Menschen ein großer Raum gegeben und Maßnahmen gegen den Willen von Patientinnen und Patienten sind nur sehr eingeschränkt legitimiert.

Die Pillen ins Essen gemischt

Viele Laien glauben, dass in der Psychiatrie Medikamente ins Essen gemischt werden. Wohlgemerkt meinen das nicht nur Patienten, die misstrauisch gegenüber jeder Art von Behandlung sind, sondern oft auch Gesunde. Früher war das wohl gängige Praxis, nicht nur in psychiatrischen Kliniken, sondern auch in Alters- und Pflegeheimen. Erstaunlich ist für mich aber immer wieder, dass viele dies auch gar nicht falsch finden, sondern sogar manchmal notwendig.

Ich hatte immer wieder mit Angehörigen zu tun, die kein Verständnis dafür hatten, dass wir den uneinsichtigen Kranken nicht die heilsamen Medikamente heimlich geben. Viele hielten die Einwände, die ich vorbrachte, für pseudodemokratische Gefühlsduselei. Aber ich bekräftige es gern: Solche Hintenrum-Methoden darf es nicht mehr geben, kein Patient darf seine Medikamente heimlich ins Essen bekommen. Das hat einen ganz einfachen Grund. Jeder Patient muss sich darauf verlassen können, dass er weiß, was mit ihm passiert. Das heißt natürlich noch lange nicht, dass dies immer das ist, was er auch will. Es gibt Situationen, in denen Patienten etwas gegen ihren Willen aufgezwungen werden muss. Das kann eine bestimmte Behandlung sein oder überhaupt die Einweisung in eine Klinik. Zum Glück geschieht dies nicht so oft. Dann aber darf es nicht heimlich passieren. Wenn Zwang vorkommt, soll er im öffentlichen Raum geschehen. Der Betroffene hat ein Anrecht darauf, sich gegen eine solche Handlung zu wehren und die Richtigkeit von einer unabhängigen Instanz beurteilen zu lassen. In der Regel sind dies dann Richter, die über eine solche Klage entscheiden.

Maßnahmen gegen den Willen von Patienten sind ein heikles Thema. Aber ich will Ihnen ja die ganze Geschichte erzählen und nicht nur die Sonnenseiten. Die Erkrankungen selbst verhindern manchmal, dass die Betroffenen ihre Situation richtig einschätzen können. Ein depressiver Patient sieht die Welt grau in grau, erlebt sich emotional erkaltet und ist auch ganz sicher, dass dies nie wieder anders werden wird. Solch ein Leben will er nicht noch jahrzehntelang leben müssen und entschließt sich, sein Leben selbst zu beenden. Falsch daran sind die Grundannahmen, die er trifft, und er begeht diesen Irrtum aufgrund seiner Erkrankung selbst. Depressionen sind heilbar, und die Wahrscheinlichkeit, dass er mit seiner Affektarmut noch lange so weiterleben muss, ist sehr gering. Aber die Krankheit gaukelt ihm anderes vor. Genauso geht es dem Patienten, der sich von den Pizzeria-Besuchern bedroht fühlt. Aus seiner Sicht versteht es sich von selbst, dass er sich gegen eine solche Bedrohung wehrt und die Verfolger aus dem Weg räumen will. Aber die Beurteilung der Realität ist eben durch die Erkrankung verfälscht. In beiden Fällen erscheint die Anwendung von Maßnahmen gegen den Willen der Patienten zumindest für eine eingeschränkte Dauer gerechtfertigt. Der depressive Patient darf davor geschützt werden, sich aufgrund falscher Annahmen umzubringen, und der Patient mit Verfolgungswahn darf notfalls auch mit Maßnahmen gegen seinen Willen daran gehindert werden, anderen zu schaden. Aber das Thema bleibt heikel, die Grenzen des Erlaubten oder sogar Notwendigen sind immer wieder neu im gesellschaftlichen Diskurs zu klären.

Zwischen Hilfe und Gewalt

In der Schweiz hieß die Zwangseinweisung lange *Fürsorgerischer Freiheitsentzug*. Seit etwa drei Jahren wird sie *Fürsorgerische Unterbringung* genannt. Ich habe mich lange über diese Begriffe geärgert, weil ich sie für beschönigend und verharmlosend hielt. Ich meine immer noch, dass eine Zwangseinweisung etwas mit

Zwang zu tun hat und dass man das auch transparent machen sollte. *Fürsorge* klingt wenigstens in den Ohren der Betroffenen bei weitem zu niedlich. Aber der Begriff drückt auch ein Dilemma aus, das hinter allen Zwangseinweisungen und auch allen Zwangsbehandlungen steht.

Man steckt als Handelnder zwischen Hilfe und Gewalt. Man übt Macht aus, nicht selten tatsächlich körperliche Gewalt. Aber man tut dies mit der Rechtfertigung, dass dem Betroffenen die notwendige Hilfe nicht anders zu gewähren ist. Es ist die Sorge, die den Arzt leitet bei der Ausstellung eines FFE, eines FU oder einer Unterbringung, wie der Freiheitsentzug im Fachjargon in den verschiedenen Ländern genannt wird. Eben diese Sorge, die Fürsorge, birgt aber immer auch einen Aspekt der Macht. Fürsorge heißt immer auch ein wenig: «Ich weiß besser, was gut für dich ist, als du selbst.» Das ist natürlich nicht nur in der Psychiatrie so, wir finden das Motiv auch in der Kindererziehung, in der Betreuung von geistig Behinderten, im Umgang mit akut suizidalen Menschen und vielen anderen.

Wo ein derart labiles Gleichgewicht von Sorge und Machtausübung besteht, ist es nicht verwunderlich, dass gelegentlich hinterfragt wird, ob die Situation wirklich die Handlung gegen den Willen der Betroffenen rechtfertigt. In den Kliniken, in denen ich gearbeitet habe, kamen oft die Assistenz- oder Oberärzte zu mir und klagten über wenig Sorgfalt im Umgang mit dem FFE bei den Einweisern. Ich bin mir aber auch nicht so sicher, ob wir in den Kliniken immer das richtige Maß im Umgang mit diesen heiklen Entscheidungen finden. Wenn ein Patient im Krankenhaus die Entlassung wünscht, müssen wir zwischen Fürsorge und Zwang (Zurückbehaltung) abwägen. Auch hier treffen wir wieder auf ein lange gehegtes Vorurteil, das von der modernen Psychiatrie längst überholt wurde: Die Entscheidung, jemanden gegen seinen Willen in der psychiatrischen Klinik zu behalten, wird sehr selten getroffen. Der häufigste

Fall ist die gegenseitige Vereinbarung zum Austritt. Patient und Therapeut planen den Entlassungstermin und bereiten ihn – und das heißt auch die Zeit danach – gemeinsam vor. Immer wieder kommt es aber auch vor, dass Patienten die Entlassung wünschen, obwohl sie noch nicht richtig stabil sind, ja, vielleicht sogar mit der zu frühen Entlassung den bisherigen Heilungserfolg gefährden. Das sind unvernünftige Entscheidungen, aber meistens keine, die eine zwangsweise Zurückbehaltung rechtfertigen würden. Diese ist nur dann gerechtfertigt, wenn durch die zu frühe Entlassung eine gravierende Gefährdung des eigenen Wohls oder des Wohls anderer zu erwarten ist (Selbst- oder Fremdgefährdung).

Leitsätze zu Maßnahmen gegen den Willen von Patienten

Weil Zwangsmaßnahmen ein viel diskutiertes Thema sind und die Öffentlichkeit zu Recht transparente Informationen darüber einfordert, was in diesem Feld in psychiatrischen Kliniken geschieht, haben wir uns in der Klinik-Gruppe, in der ich arbeite, auf Leitsätze geeinigt. Was dort steht, soll für uns im Klinikalltag leitend sein und kann auch transparent nach außen vertreten werden. Nach folgenden Grundsätzen, sozusagen unseren zehn Geboten, richten wir uns, wenn wir Maßnahmen gegen den Willen unserer Patientinnen und Patienten durchführen:

1. Zwangsmaßnahmen in der Medizin sind Ausnahmesituationen und dienen ausschließlich der Fürsorge und Sicherheit unserer Patientinnen und Patienten.
2. Psychische Erkrankungen können die Urteilsfähigkeit von Menschen beeinträchtigen. Dies kann dazu führen, dass sie selbst oder andere vor ihrer Aggression geschützt werden müssen.

3. Wir wenden so wenig wie möglich Maßnahmen gegen den Willen unserer Patientinnen und Patienten an.
4. Wir halten uns vor, während und nach der Durchführung strikt an rechtliche Grundlagen, dazu gehört auch in jedem Fall die Möglichkeit der Betroffenen, die Rechtmäßigkeit der Zwangsmaßnahme extern überprüfen zu lassen.
5. Vor der Durchführung werden in jedem Fall Deeskalationsmaßnahmen durchgeführt.
6. Vor der Durchführung werden in jedem Fall weniger eingreifende Maßnahmen geprüft.
7. Der Entscheid für eine Zwangsmaßnahme wird in jedem Fall auf ärztlicher Leitungsebene gefällt oder in Notfallsituationen zeitnah auf Leitungsebene überprüft.
8. Die Zwangsmaßnahmen werden nach einem definierten Standard durchgeführt. Unsere Mitarbeiterinnen und Mitarbeiter sind nach diesem Standard geschult.
9. Jede Zwangsmaßnahme wird im Team und mit den betroffenen Patientinnen und Patienten nachbesprochen.
10. Die Betroffenen oder von ihnen benannte Vertrauenspersonen (z. B. Angehörige) werden auf jeder Stufe (Indikationsstellung, Durchführung, Nachbesprechung) so weit wie möglich und zumutbar in Entscheidungen einbezogen.

Es versteht sich von selbst, dass jede Zwangsmaßnahme gut dokumentiert werden muss, damit sie bei Bedarf später überprüft werden kann. Trotz aller dieser Gebote und der Sorgfalt, die im Umgang mit Zwang angewendet wird, bleibt es aber ein heikles Thema. Nur nebenbei sei erwähnt, dass Maßnahmen gegen den Willen von Patientinnen und Patienten nicht nur in der Psychiatrie vorkommen. Es gibt einige Untersuchungen, die belegen, dass Zwangsmaßnahmen in der Körpermedizin, zum Beispiel auf internistischen Notfallstationen oder auch in der Geriatrie, gar nicht selten sind.

Die Angehörigen

Es gab Zeiten, in denen Angehörige vor allem als Störfaktor gesehen wurden. Sie hatten immer lästige Fragen, platzten oft unangemeldet rein, hatten keine Geduld. In den Teamsitzungen wurde dann manchmal von den *Ungehörigen* gesprochen, wenn die Angehörigen gemeint waren. Heute ist das Verständnis weit verbreitet, dass Angehörige auch ein Recht haben, angehört, mit Respekt behandelt und, wenn die Patienten zustimmen, in den Behandlungsprozess mit einbezogen zu werden. Das hat zwei einfache Gründe.

Erstens sind in der Regel Angehörige für die Patienten wichtig in der Nachbetreuung; sie können Unterstützung geben und sind oft relevante Beziehungspersonen. Auch zu Beginn der Behandlung können sie Informationen zum Verlauf der Erkrankung und der Entwicklung der Symptome geben. Selbst wenn Angehörige einmal einen negativen oder sogar schädigenden Einfluss auf den Patienten haben – und das kommt natürlich auch gelegentlich vor, ist es besser, diese Probleme während der Therapie zu bearbeiten, als sie auszublenden.

Der zweite gute Grund liegt darin, dass Angehörige durch die Erkrankung ihres Familienmitglieds oft selbst einer großen Belastung ausgesetzt sind. Neben der Sorge um den Kranken, also der seelischen Belastung, sind das manchmal auch ganz alltägliche Lasten wie ein Beispiel aus meiner Praxis zeigt.

Besorgte Eltern kamen in meine Sprechstunde und berichteten über ihren fünfundzwanzigjährigen Sohn, den ich nicht kannte. Der Sohn hatte eine schizophrene Erkrankung, die zum ersten Mal im Alter von achtzehn Jahren diagnostiziert worden war. Er lebte zu Hause bei den Eltern, hatte keine anderen Kontakte, keine eigene Familie, keine Freunde und wurde vollständig von den Eltern versorgt. Insbesondere die Mutter war mit ihm beschäftigt wie mit einem kleinen Kind. Sie räumte auf, kaufte ein für ihn, kochte, wusch seine Kleidung usw. Der Vater war eher der Meinung, sie sollten den Sohn doch etwas härter anpacken, ihn zwingen, für sich selbst zu sorgen. Aber einige Versuche dazu waren früh gescheitert. Der Sohn verkroch sich in seinem Zimmer, aß dann tagelang nichts und musste sogar einmal wegen einer Verschlechterung der Symptomatik in die Klinik eingeliefert werden. Seitdem hatte die Mutter solche Erziehungsmaßnahmen nicht mehr übers Herz gebracht. Seit Jahren waren die Eltern nicht mehr gemeinsam im Urlaub oder auch nur am Wochenende weg. Der Vater hatte immer mal wieder kleine Reisen unternommen, aber jedes Mal mit einem schlechten Gewissen, weil seine Frau zu Hause bleiben wollte.

Wir haben dann Schritt für Schritt versucht, die Freiheitsgrade der Mutter zu erhöhen. Zum Beispiel handelte die erste Maßnahme davon, dass sie vorgekocht hat und die Eltern einmal bewusst ein Wochenende verreist waren. Das ging erstaunlich gut und konnte so wiederholt werden. Zudem haben wir alternative Betreuungsmaßnahmen für den Sohn diskutiert, um auch längere Abwesenheitszeiten zu überbrücken. Der Sohn selbst war nicht in eine Therapie einzubeziehen, verweigerte alle Gespräche und Maßnahmen. Aber als er einmal gegen seinen Willen in eine Klinik eingewiesen wurde, weil es in einer akuten Phase seiner Erkrankung zu einem Wutanfall mit Schlägerei mit dem Vater gekommen war, bot sich die Möglichkeit, ihn durch die Behandlung zu etwas größerer Einsicht zu bewegen und mit ihm auch Änderungen seines Alltags zu besprechen. Er ging dann eine Weile zu einem geschützten Arbeitsplatz und wurde etwas selbständiger, was die Eltern sehr entlastet hat, obwohl ihnen immer noch ein weit überdurchschnittliches Maß an persönlichem Einsatz abverlangt wurde.

Ich habe Situationen erlebt, in denen Eltern belogen, bestohlen und geschlagen wurden, in denen Ehefrauen misshandelt, eingesperrt oder auf andere Weise tyrannisiert wurden. Das ist alles extrem selten – ich möchte ja Ihre negativen Vorurteile über psychisch Kranke nicht noch verstärken, sondern sie eher relativieren. Aber es gibt in Einzelfällen auch solche schwierigen Probleme und Menschen, die, beeinflusst durch ihre Krankheit, schädigend auf Menschen in ihrer Umgebung wirken. Alles das gibt es natürlich nicht nur bei psychisch Kranken, aber es kommt eben auch dort vor.

Genügend gute Gründe, Angehörige einzubeziehen, wann immer es geht.

Selbsthilfegruppen für Angehörige

Für viele Angehörige ist es wertvoll, sich mit anderen auszutauschen, die in ähnlich schwierigen Situationen sind. Seit vielen Jahren gibt es eine lebhafte Entwicklung im Bereich von Selbsthilfegruppen. Dort treffen sich Menschen mit ähnlichen Problemen, also zum Beispiel solche, die ein psychisch krankes Familienmitglied haben, zum Erfahrungsaustausch. Schon allein die Erfahrung, dass man nicht alleine ist mit solchen Problemen, sondern dass es andere gibt, die in der gleichen Situation sind, kann wesentlich entlastend wirken. Aber natürlich kann man auch vom Erfahrungshintergrund der anderen Teilnehmer profitieren. Sie haben vielleicht schon mal ein ähnliches Problem gelöst wie das, in dem man selber gerade steckt. Oft ist auch ein großer Erfahrungsschatz bezüglich der regional zuständigen Kliniken oder niedergelassenen Psychiater vorhanden, und man kann sich daran orientieren.

Selbsthilfegruppen werden eher selten von Profis geleitet. Es kann manchmal aber von Vorteil sein, wenn Fachleute anwesend sind. Gerade wenn es um Erfahrungen mit verschiedenen Behandlungen geht, vielleicht auch mit Nebenwirkungen von Medikamenten, kann es nützlich sein, wenn ein Psychiater oder Psychologe einen wissenschaftlichen Input geben kann. Auch der Verzicht auf Fachleute kann von Vorteil sein, etwa um in geschützter Atmosphäre kritische Argumente gegen Ärzte, Pflegefachleute oder auch gegen Institutionen, Behörden oder psychiatrische Kliniken vorzubringen. Diese Gruppen sind dann weniger hierarchisch organisiert, es gibt eben nicht den Fachmann, der das Ganze leitet, sondern alle befinden sich in der gleichen Situation und Rolle. Der Rat von Menschen, die einmal in einer ähnlichen Situation waren und einen Lösungsweg gefunden haben, wirkt zudem häufig authentischer als der Rat eines immer etwas distanzierten Profis, der sein Wissen oft nicht aus der Erfahrung am eigenen Leib bezogen hat.

Beide Arten von Selbsthilfegruppen haben Vor- und Nachteile. Wer sich dafür interessiert, sollte einfach ausprobieren, was ihm besser nützt. In jedem Fall kann man raten, einmal an einer solchen Selbsthilfegruppe teilzunehmen. Mit seinem Problem alleine zu bleiben und es nach außen hin zu verbergen, ist hingegen meistens keine gute Strategie.

Patienten, die keinen Kontakt mit Angehörigen wollen

Es gibt immer wieder Patienten, die keinen Kontakt mit Angehörigen wollen, dem Therapeuten eventuell sogar die Kontaktaufnahme mit ihnen untersagen. Dann kann es schwierig werden. So plausibel es ist, dass die Angehörigen in die Behandlungen mit einbezogen werden sollten, die betroffenen Patienten haben ein Recht auf Diskretion, auch gegenüber ihnen nahestehenden Personen. Manchmal wollen sie gerade gegenüber ihren nächsten Angehörigen keine Informationen über ihre Erkrankung preisgeben. In solchen Fällen sind die Therapeuten und das Pflegepersonal primär den Patientinnen und Patienten und ihrer Schweigepflicht verpflichtet. Im Einzelfall wird es darauf ankommen, den Angehörigen die Situation zu vermitteln, um für Verständnis zu werben, und andererseits auch die Patienten von der Wichtigkeit des Einbezugs zu überzeugen. Unerlässlich ist bei volljährigen Patienten, dass sie selbst entscheiden, wer über ihre Erkrankung informiert werden soll oder auch nur darüber, dass sie in Therapie sind. Es bleibt aber manchmal eine schwierige Situation, in der verschiedene Interessen einander gegenüberstehen und die mit Fingerspitzengefühl gehandhabt werden muss.

Was haben die Angehörigen falsch gemacht?

Eine der häufigsten Fragen, die einem Psychiater gestellt werden, wenn er mit Angehörigen arbeitet, ist: «Was habe ich falsch gemacht?» Irgendetwas muss doch in der Erziehung falsch gelaufen sein, wenn mein Sohn ein seltsames Verhalten entwickelt, wenn er sich völlig zurückzieht, wenn die Tochter mit anderen nicht zurechtkommt oder nur noch in ihrer wahnhaften Welt lebt.

Dieses Konzept gab es tatsächlich einmal auch in der Fachwelt. Das Stichwort der *schizophrenogenen Mutter* machte über Jahre hinweg Schlagzeilen und stürzte viele Mütter in schwere Schuldgefühle. Das Konzept lautete, dass eine Ursache von Schizophrenie darin liegen könnte, dass Mütter in der Erziehung des Kindes immer wieder widersprüchliche Signale aussenden. Damit waren insbesondere Widersprüche zwischen den emotionalen Signalen und den verbalen gemeint. Ein einfaches Beispiel: Die Mutter sagt dem Kind «Ich hab dich lieb» und stößt es gleichzeitig weg. Solches Verhalten nennt man «Doublebind-Verhalten». Es ist, wenn es systematisch auftritt, sicher nicht besonders förderlich für die Entwicklung eines Kindes. Dieses muss sich ja immer wieder fragen: Was gilt denn nun? Liebt sie mich, denn das sagt sie mir ja, oder liebt sie mich nicht, denn das zeigt sie mir? Und wenn das immer wieder musterhaft vorkommt, kann es sicher zu einer dauerhaften Verunsicherung beitragen. Aber mit Schizophrenie und der Entstehung der Erkrankung hat das wenig bis gar nichts zu tun. Das Konzept der *schizophrenogenen Mutter*, also der Schizophrenie auslösenden Mutter, ist aus heutiger Sicht einfach Unsinn. Dafür gibt es mehrere gute Gründe.

Erstens erzieht in der Regel nicht nur die Mutter, sondern auch der Vater hat Anteile an der Entwicklung der Kinder. Dann müsste es also mindestens auch einen *schizophrenogenen Vater* geben. Zweitens aber wird der Einfluss eines einzigen Verhaltenstyps, selbst wenn er musterhaft auftritt, eher überschätzt. Es gibt so viele Einflüsse auf die Entwicklung eines Kindes, dass dieser einzige negative Einfluss von vielen anderen übertönt und damit relativiert wird. Und drittens hat sich auch in Studien ein Zusammenhang von Doublebind-Verhalten und Schizophrenie nicht belegen lassen. Wir sind im Kapitel über das Vulnerabilitäts-Stress-Coping-Modell darauf eingegangen, wie sich die Fachwelt heute die Ursachen von psychischen Erkrankungen vorstellt. Wir haben dabei gesehen, dass es bei den meisten psychischen Erkrankungen eine klare Antwort auf die Frage gibt: «Was habe ich falsch gemacht?», und sie lautet: «Nichts!»

Es ist zwar schon so, dass Angehörige einen gewissen Einfluss auf die Entstehung und den Verlauf psychischer Erkrankungen ihrer Familienmitglieder nehmen können, und zwar einen negativen wie einen positiven. In der Psychoedukation von Patienten und Angehörigen spielt das durchaus eine Rolle, etwa wenn man bespricht, wie man sich am förderlichsten dem kranken Angehörigen gegenüber verhalten sollte. Aber so ist die Frage der Angehörigen ja nicht gemeint. Wenn sie die Vermutung im Kopf nicht loswerden, dass sie etwas falsch gemacht haben könnten, dann plagt sie ja der Gedanke, dass sie vielleicht die einzige oder mindestens hauptsächliche Ursache der Erkrankung sein könnten. Und darauf ist eben die Antwort einfach: «Nein, das sind sie nicht.» Wenn das einmal ausgeräumt ist, lautet natürlich die nächste Frage: «Aber was ist es denn dann, was meinen Sohn, meine Tochter krank gemacht hat?»

In der Geschichte der Psychiatrie gibt es manche Konzepte, die im Rückblick bizarr und oft lustig wirken, auch wenn sie damals für die Betroffenen gar nicht lustig waren. Dafür gibt es viele Beispiele. Ein sehr altes ist die Idee, die auf Hippokrates zurückgeht, dass ein auffälliges Verhalten, besonders bei Frauen, von der Gebärmutter ausgehen könnte. Griechisch heißt die Gebärmutter *hystéra* und deshalb nannte man die Auffälligkeiten bis vor kurzem auch Hysterie. Dass die Gebärmutter damit zu tun haben soll, darüber können wir nur noch schmunzeln. Zu solchen heute völlig überholten Konzepten gehört eben auch die Idee der *schizophrenogenen Mutter*. Vergessen Sie sie einfach wieder. Übrigens soll das nicht überheblich klingen. Man muss im historischen Rückblick immer berücksichtigen, dass die meisten derartigen Konzepte ja auf dem Boden des damaligen Kenntnisstands und geprägt von verschiedenen Zeitgeistvorstellungen entstanden sind.

Auf die Fragen der Angehörigen, was denn – wenn sie es nicht selbst sind – dann die Ursache der Erkrankung ihres Sohnes oder Partners sei, haben wir schon eine treffende Antwort kennen gelernt. Das Vulnerabilitäts-Stress-Coping-Modell vermitteln wir auch den Angehörigen unserer Patienten.

Wenn die Seele auf einen Psychiater trifft

Mittlerweile haben wir schon einige Aspekte der Seele betrachtet und was geschieht, wenn sie aus dem Gleichgewicht gerät. Dabei haben wir uns überwiegend mit der diagnostischen Seite der Angelegenheit beschäftigt. Wir haben uns Gedanken gemacht, wie die Grenze von normal zu krank beschrieben werden kann, haben uns damit beschäftigt, wie eine Diagnose zustande kommt, und haben von Beispielen verschiedener seelischer Erkrankungen gehört. Im Vulnerabilitäts-Stress-Coping-Modell haben wir eine moderne Antwort auf die Frage gefunden, wer denn schuld ist an psychischen Störungen.

Was aber geschieht, wenn die Diagnose gestellt und eine bestimmte Krankheit identifiziert ist? «Vor die Therapie haben die Götter die Diagnose gestellt» ist ein viel zitierter Spruch in der Medizin und natürlich gilt er auch für die Psychiatrie. Dennoch wollten die Götter – oder zumindest wollen es die Patienten –, dass nach der Diagnose möglichst noch eine wirkungsvolle Therapie kommt. Und damit wollen wir uns jetzt beschäftigen. Denn um es vorwegzunehmen: Es gibt in der heutigen Psychiatrie einige sehr wirksame Behandlungen, und viele Patienten werden nach der Therapie ganz gesund.

Bevor Diagnostik und Therapie beginnen, steht der Seele aber noch eine merkwürdige Begegnung bevor. Sie trifft auf den Psychiater, den Psychologen oder den Psychotherapeuten. Sie sind verwirrt, weil Sie nicht so recht den Unterschied wissen? Da sind Sie in guter Gesellschaft, und ich möchte etwas zur Klärung beitragen. Gleichzeitig werden wir uns wieder mit einigen Vorurteilen beschäftigen und sie zu korrigieren versuchen.

Von der seltsamen Spezies der Psychiater

Sie sind Psychiater? Das ist aber schwer!

Ich mag es, wenn es in einer Abendgesellschaft von Menschen, die sich nicht kennen, zu dem Moment kommt, an dem man sich gegenseitig über die Berufe austauscht. Ich höre schon kaum mehr auf die Berufe, sondern achte auf den Gesichtsausdruck.

Ich bin Jurist: Anerkennend höfliche Blicke und natürlich die klärende Nachfrage, in welchem Feld man denn tätig sei.

Ich bin Lehrer: Meist geht nichts in den Mienen vor. Lehrer kennt jeder ziemlich gut, weiß, wie es ist als Lehrer, oder hat sich das zumindest über Jahre immer wieder vorgestellt, wenn auch auf der anderen Seite des Pultes. Und das leise Bedauern, das viele empfinden mögen, wird in Abendgesellschaften natürlich höflich unterdrückt.

Ich bin Banker: Mienen zwischen Bedauern und Neid, aber alle halten sich zurück, eine Diskussion über Boni zu beginnen.

Ich bin Journalistin. Ich bin Sozialarbeiter, ich bin Managerin, ich bin Hausfrau und Mutter, Arzt, Bibliothekar usw. Viele Berufe haben ihre eigene dazugehörige Reaktion bei den anderen.

Und dann bin ich an der Reihe. «Ich bin Psychiater!» Große Augen, die Köpfe rucken zu mir, auch die, die schon etwas unaufmerksam geworden sind. Es ist so etwas wie wachsames Erstaunen im Raum. Neulich hat die Dame beim Friseur, die mir eigentlich die

Haare schneiden sollte, einfach aufgehört zu arbeiten und mich ungläubig angesehen. Ich habe ein wenig dazu erklärt und gehofft, dass sie weiterschneidet. Manchmal gibt es noch die Zwischenphase der lächelnden Ungläubigkeit. In vielen Augen sieht man die inneren Bilder von Freuds Couch und vergitterten Kliniken vorbeiziehen, bei anderen die Vorstellung tobender, außer sich geratener Menschen oder von trägen, von Medikamenten betäubten oder steif gemachten Betroffenen. Alles natürlich nur in Sekundenbruchteilen. Denn viel Zeit bleibt nicht, bis zwangsläufig jemand den Kommentar abgibt: «Das ist aber schwer!» Zwei Dinge geschehen immer, wenn der Beruf Psychiater genannt wird: Die Antwort «das ist aber schwer» und dass man ab dann im Mittelpunkt der Diskussion steht. Was natürlich angenehm ist. Na ja, vielleicht sollte ich das nicht so offen zugeben. Aber wer nicht gerne manchmal im Mittelpunkt steht, hat entweder eine soziale Phobie oder ist übermäßig bescheiden, was auf Dauer auch zu Beschwerden führen kann.

Gerne frage ich dann zurück, um das Thema nicht vorzeitig erlahmen zu lassen: «Wieso schwer?» – «Na, es muss doch anstrengend sein!» In den Augen des Gegenübers spielt sich die Szene ab, wie ich eine Stunde mit einem verzweifelten, tränenüberströmten Menschen verbringe und wahrscheinlich dauernd kämpfe zwischen Mitweinen und gefühlskalter Distanz. Ich habe zu lange hinter den Augen des Gegenübers gelesen, ein anderer springt ein, weil er vermutet, ich hätte nicht richtig verstanden: «Anstrengend und vielleicht auch manchmal ein wenig gefährlich?» Und wieder hinter den Augen: wahnhafte Schizophrene und delirante Ausgeflippte mit erhobenen Messern in meine Richtung, gerade noch von kräftigen Pflegern zurückgehalten.

Meine Standarderwiderung auf den Standardkommentar ist: «Arzt auf der Kinderkrebs-Station finde ich schwieriger.» Ich bin zwar davon überzeugt, dass es sich eindeutig so verhält, aber in der

Diskussion bringt das nicht viel weiter. Und irgendwann kommt das wohl entscheidende Argument, das vermutlich den Hintergrund der Kommentare bildet und das Sie schon kennen: «… und helfen – ich meine richtig heilen – kann man ja auch nicht!» Und damit sind wir richtig drin in der Diskussion, und der Jurist, der Lehrer, die Journalistin und die vielen anderen haben keine Chance mehr, über ihre interessanten Berufe zu berichten. Von den häufigen Erfolgen in der Psychiatrie haben wir schon gehört, aber ich möchte Ihnen noch etwas über diesen seltsamen Beruf selbst erzählen.

Wie man Psychiater wird

Am Anfang steht nicht etwa Berufung, wie viele meinen, sondern ein Medizinstudium. Auch ein Psychiater hat also in den ersten Jahren Physik, Chemie, Physiologie und Biochemie gebüffelt und nicht so recht gewusst, was das eigentlich mit Medizin zu tun haben soll. Da muss man durch. Und auch spätere Psychiater haben wie alle Mediziner angeblich im Anatomiesaal Butterbrote gegessen. Das ist auch so ein Vorurteil. Es passt zum Bild des harten Mediziners, den nichts erschüttern kann. Wir haben nie Butterbrote im Anatomiesaal gegessen und auch sonst nichts. Unser Dozent hätte uns hochkantig rausgeworfen, wenn das passiert wäre. Wir sind auch ohne das harte Mediziner geworden, mehr oder weniger. Was aber für unseren Zusammenhang wichtig ist: Die späteren Psychiater haben die ersten sechs Jahre genauso verbracht, wie diejenigen, die später Chirurgen oder Urologen wurden. Sie haben nicht von Anfang an auf der Couch gesessen und über das Leben nachgedacht.

Später, in meiner Zeit als Chefarzt, habe ich oft Bewerbungsgespräche mit jungen Kolleginnen und Kollegen geführt. Es gab nämlich noch Zeiten, in denen sich die Chefärzte aus einer Reihe von

Bewerbungen die vielversprechendsten aussuchen konnten – nicht wie heute, wo wir froh sind, wenn überhaupt noch Bewerbungen kommen. Wenn dann in solch einem Bewerbungsgespräch auf die übliche Eingangsfrage, warum denn die Bewerberin Psychiaterin werden wolle, diese mit einem tief nachdenklichen Stirnrunzeln antwortete, sie habe bereits in der Pubertät Freud gelesen, sei immer schon vom Schicksal der Menschen fasziniert gewesen und habe gleich bei der Einschreibung in die Uni gewusst, dass sie Psychiaterin werden wollte – ja, dann hatte sie im weiteren Gespräch ziemlich schlechte Karten für eine mögliche Anstellung.

Vielleicht ist das ungerecht gewesen. Vermutlich hängt es damit zusammen, dass bei mir alles ganz anders war und bei den meisten Kollegen und Kolleginnen, die ich kenne, auch. Ich fand die gesamte Medizin interessant und habe mich mit einer Prognose, in welche Richtung das wohl gehen werde, immer schwergetan. Innere Medizin war lange Zeit der Renner, auch die Chirurgie hat mir dann im praktischen Teil des Studiums gefallen. Später war es dann ganz klar die Neurologie. Eigentlich stand bis zum Staatsexamen nur eines fest: Psychiatrie wird es mit Sicherheit nicht. Da man für die Prüfungen mit den Multiple-Choice-Fragen nicht für jedes von den vielen klinischen Fächern gleich gründlich lernen kann, hatten fast alle – außer den genialen Überfliegern – ihre Streichfächer. Bei mir war das neben der Augenheilkunde und der Urologie (kleine Fächer, wenige Fragen, Wissen konnte man später bei Bedarf nachholen) vor allem die Psychiatrie. Nach erstem zaghaftem Schnuppern habe ich dann auch die Vorlesungen konsequent geschwänzt, sozusagen das ganze Fach ignoriert.

Dass ich dann trotzdem Psychiater wurde und immer noch ziemlich froh über diesen Entschluss bin, lässt nicht auf eine misslungene Biografie schließen. Eher schon auf eine Wende, die auch mich selbst überrascht hat. Nach dem Abschluss des Studiums mit dem Staatsexamen entscheiden sich fast alle Ärzte für eine Spezialisierung. Man arbeitet dann als Assistenzarzt in einem Krankenhaus in der Spezialrichtung, für die man sich entschieden hat. Bei mir war es die Entscheidung, Neurologe zu werden. Aus historischen Gründen ist die Neurologie in Deutschland eng an die Psychiatrie angelehnt und deshalb war in der Facharztordnung festgelegt, dass der spätere Neurologe neben der vierjährigen Arbeit in diesem Fach auch ein Jahr in der Psychiatrie arbeiten muss. Umgekehrt ist das genauso, der Psychiater ist mindestens ein Jahr auch in der Neurologie ausgebildet. So entschloss ich mich also auf Zuraten meines Doktorvaters, erst die Psychiatrie *abzusitzen* (das war unsere übereinstimmende Meinung), um dann endlich und ununterbrochen die Neurologiezeit antreten zu können.

Allerdings hat mir die Psychiatrie dann einen Strich durch die Rechnung gemacht. Es hat nämlich nur vier Wochen gedauert, bis ich gemerkt habe, dass die Psychiatrie spannender und die Arbeit mit den Patienten befriedigender war als alles, was ich bisher in der Medizin gesehen hatte. Nach 13 Jahren Schule, 6 Jahren Studium und 6 Jahren Spezialisierung (4 Psychiatrie und 2 Neurologie) war ich dann, was ich nie werden wollte, und dann doch stolz war, zu sein: Psychiater.

Psychiater können Gedanken lesen

Der Status des Psychiaters ist eine heikle Angelegenheit. Sprechen wir mal nicht über die Meinung der anderen Ärzte und auch nicht über die der Patienten. In der Allgemeinbevölkerung gleicht die Meinung über Psychiater einer unausgegorenen Mischung von vorsichtig zurückhaltendem Misstrauen und Unverständnis als Grundstoffen, einer ordentlichen Menge Verdrängung und Vermeidung, einer Prise ausgesprochener Ablehnung und – in ausgeglichenem Verhältnis – Bewunderung. Die Mischung aus sorgenvollem Misstrauen und gleichzeitiger Bewunderung ist ziemlich explosiv. Sie kommt aus der Idee, Psychiater könnten Gedanken lesen. Natürlich weiß jeder, dass das nicht geht, alles andere wäre ja seltsam unvernünftige Magie. Schließlich leben wir nicht mehr im Mittelalter, sondern in der Zeit der Naturwissenschaften. Doch bekommt man es dann mit solch einem Psychiater-Exemplar zu tun, mutet es nicht zuweilen doch etwas seltsam an, dass er oder sie immer die treffenden Sätze einbringt, meine schlechten Seiten durchschaut, meine geheimen Wünsche entdeckt – gelegentlich bevor ich selbst weiß, dass ich sie hatte? Ob die Psychiater nicht vielleicht doch …

Was soll ich dazu sagen? Wie es wirklich ist, wissen Sie schon: Gedankenlesen geht nicht. Aber so einfach verhält es sich auch nicht. Lernt man nicht im Studium und in der späteren Arbeit, wie der Mensch so ist? Mindestens im Groben? Und lernt man nicht immer wieder Muster menschlicher Reaktionsmechanismen kennen? Lernt man nicht, aus kleinen Zeichen auf verborgene Dinge zu schließen und durch gezielte Interventionen zur richtigen Zeit innere Prozesse zu verändern? Lernt man nicht also, wie der Mensch grundsätzlich funktioniert und wie man ihn manipulieren kann?

Genau diese Meinung vertrat ein früherer Kollege von mir. Noch als wir Assistenzärzte waren, sagte er mir eines Tages: «Das wäre doch interessant, alles, was wir über den Menschen wissen, konsequent zu unserem Nutzen einzusetzen. Den Narzissten schmeicheln wir und lassen sie dann, wenn sie uns nicht mehr nutzen, über ihr eigenes Bein stolpern. Den abhängigen Persönlichkeiten bieten wir Halt und machen sie noch mehr abhängig. Wir decken die Schwachpunkte von Mächtigen auf und setzen sie verdeckt unter Druck, wir schmieden Koalitionen, na, und du weißt schon – den ganzen Kram.» Die sichere Karriere war aus seinen Worten zu erahnen. Und tatsächlich, er wurde Chefarzt. Warum das alles trotzdem Blödsinn ist, hängt mit folgenden zwei Punkten *nicht* zusammen: Erstens nicht damit, dass Psychiater dafür zu gute Menschen wären (sie sind so gut und schlecht wie alle anderen auch), und zweitens auch nicht damit, dass man nicht einiges Nützliches übers menschliche Manipulieren lernen könnte (man kann sehr viel darüber lernen).

Die Haupterklärung, warum es trotzdem Blödsinn ist, ist recht banal: Der Mensch und mit ihm seine Seele sind zu komplex. Ein kleiner Manipulationseingriff an der einen Stelle kann an ziemlich überraschender anderer Stelle einen Einfluss ausüben. Diese komplex-systemische Seite des Menschen gilt besonders bei negativen Einflüssen, denen Menschen ausgesetzt sind; dort sind ihre Reaktionen am wenigsten vorausberechenbar. Und dann gibt es noch ein paar Nebengründe. Zum Beispiel: Sobald Menschen merken, dass sie manipuliert werden, ist sowieso alles aus. Viele merken das überraschend schnell. Ein weiterer Grund, der mit dem Hauptargument von oben zusammenhängt, hat damit zu tun, dass die Auffassung meines Kollegen eine rational-mechanistische war: Wenn ich an dem einen Rädchen drehe, dreht sich vorausberechenbar das nächste. So läuft es aber nicht beim Menschen und seiner Seele. Mindestens ebenso wichtig wie die Vernunft, wahrscheinlich noch viel wichtiger, sind seine Emotionen. Bewertungen und Entscheidungen treffen wir überwiegend emotional. Was gelegentlich ein Nachteil ist. In diesem Falle schützt es aber vor allzu leichter Berechen- und Manipulierbarkeit.

Natürlich gibt es auch Manipulations-»Begabungen« auf diesem emotionalen Feld. Und es ist nicht auszuschließen, dass darunter auch ein Psychiater sein könnte. Aber uns geht es ja um die Frage, ob das, was Psychiater können, in dieser Hinsicht etwas Besonderes ist und ob sie es können, weil sie Psychiater sind. Und das ist nicht der Fall. Also keine Angst, Gedankenlesen – auch im weiteren Sinn – ist bei meinen Berufskollegen nicht überzufällig häufig. Natürlich schadet es nicht, wenn man in den Beruf eine gute Portion Menschenkenntnis mitbringt. Daraufhin lernt man noch ein paar musterhafte Erlebens- und Verhaltensweisen in seiner Berufspraxis kennen. Das war's dann aber auch schon.

Da kann doch jeder ein wenig mitreden

Wenn Sie sich jetzt fragen, was dann ein Psychiater überhaupt noch besser kann als der Durchschnittsbürger mit gesundem Menschenverstand, dann ist dies die perfekte Überleitung zu einem anderen gängigen Vorurteil dem Fach gegenüber: Psychiatrie ist so schwammig, so wenig fassbar, also kann doch eigentlich jeder ein wenig mitmischen. Wir haben schon im Kapitel zu den Diagnosen gehört: Die Psychiatrie ist nicht ungenauer als die meisten anderen medizinischen Disziplinen. Ungenau ist der Mensch, mit dem es die Medizin – und dort eben auch die Psychiatrie – zu tun hat. In der Psychiatrie gibt es genau so viel Handwerk zu lernen und man kann genauso viel falsch machen, wenn man es nicht gelernt hat, wie in anderen medizinischen Fächern. Die Einstellung, jeder gute Mensch könne doch ein wenig helfend mitmischen, möchte ich Ihnen gerne gründlich austreiben.

Neben dem Phänomen, dass man schnell im Mittelpunkt steht, wenn man sich als Psychiater outet, gibt es also auch das Phänomen des vorsichtigen Sicherheitsabstands, wenn es persönlich wird. Aber mit der reservierten Zurückhaltung beim ersten Kennenlernen und dem Sicherheitsabstand werden wir wohl weiter leben müssen, das Vorurteil ist zu fest verwurzelt. Eher seltener hört man übrigens die Idee, dass Psychiater das erworbene Wissen für ihr eigenes Wohlbefinden nutzen könnten. Die Hypothese würde also lauten, dass Psychiater im Schnitt glücklicher sein sollten und entspannter, weil sie ja wissen, wie das geht, oder dass sie die besseren Ehen führen und seltener einen Burnout entwickeln sollten.

Spezialisten für Beziehungen und Suizide

Die reale Welt sieht leider anders aus. In vielen Untersuchungen ist gut belegt, dass die Suizidrate bei Ärzten höher liegt als in der übrigen Bevölkerung. Besonders hoch ist die Rate bei Ärztinnen. Und innerhalb der Ärzte sind am häufigsten Anästhesisten und Psychiater betroffen. Nicht alle Studien zeigen hier Unterschiede zwischen den medizinischen Disziplinen. Aber so ist es halt in der Forschung: Es gibt selten etwas Eindeutiges und fast immer auch eine Studie, die zu einem gegenteiligen Befund kommt. Für uns ist aber nur wichtig, dass Psychiater sich sicher nicht seltener das Leben nehmen als andere Menschen, wahrscheinlich sogar häufiger. Nun kann man natürlich viel darüber spekulieren, woran das liegen könnte. Vielleicht ist es eben doch ein schwerer Beruf? Der viel wahrscheinlichere Grund liegt bei Ärzten allgemein darin, dass sie Zugang zu Medikamenten haben, die sonst nicht so einfach zu beschaffen sind, und dass sie besseres Wissen über die möglichen Methoden haben. Zudem ist die Häufigkeit von psychischen Erkrankungen bei Medizinern höher als in der Allgemeinbevölkerung, und diese sind wiederum der Hauptgrund für einen Suizid. Bei Psychiatern könnte man noch annehmen, dass der mentale Stress besonders häufig zu einer Überlastung führt. Wie oft, ist es schwierig zu beurteilen, was zuerst da war, die Henne oder das Ei. Psychiater haben beruflich öfter als andere mit seelischen Problemen zu tun, sind aber vielleicht auch sensibler für solche Dinge und dann eher betroffen, wenn sie selbst solche Schwierigkeiten haben.

Wir wollen uns aber ganz schnell wieder aus dem Bereich der Spekulationen begeben und stellen fest: Psychiater kennen seelische Mechanismen berufsmäßig besser als andere Menschen und haben auch mehr Ahnung von den Möglichkeiten, wie man mit solchen Problemen umgehen kann. Dieses Wissen hilft ihnen aber nicht für ihr eigenes Leben, die Suizidraten sind nicht geringer, ziemlich sicher sogar höher als bei anderen.

Dasselbe gilt für die Scheidungsraten. Zwar sind sie bei Ärzten allgemein niedriger als bei anderen Berufen, bei Psychiatern aber relativ hoch. Psychotherapeuten haben gelernt, was eine gute Beziehung ausmacht, können Warnsignale eines Konflikts erkennen und Beziehungsschwierigkeiten therapieren. Offensichtlich aber nicht die eigenen. Spezialisten in der Gestaltung von Beziehungen und in der Kenntnis von Symptomen und Therapiemöglichkeiten von Konflikten haben selbst nicht weniger Konflikte, führen wohl keine durchschnittlich glücklicheren Ehen und ihre Scheidungsrate ist sicher nicht niedriger als bei allen anderen Menschen.

Burnout schließlich ist ursprünglich eigentlich ein Wort, das Überlastungssituationen in sozialen Berufen beschreibt. Inzwischen ist es ausgeweitet und wird beim Vorkommen bestimmter Symptome unabhängig von der Art des Berufes verwendet. Immer noch ist es aber so, dass Menschen in sozialen Berufen in besonderem Maße davon betroffen sind. Bei Lehrern gibt es eindrucksvolle Befunde, auch bei Krankenschwestern und nicht zuletzt bei Ärzten. in der Forschung wird das Stichwort der *unhappy doctors* viel diskutiert.

Interessanterweise können Forscher in Norwegen diesen Befund nicht bestätigen. Norwegische Ärzte waren glücklicher als die Allgemeinbevölkerung und die Psychiater sogar am glücklichsten. Vielleicht hilft das ja bei der Rekrutierung von Ärzten, die in Norwegen arbeiten möchten, in der übrigen Welt scheint es aber ansonsten nicht zu gelten.

Mir ist zwar keine spezielle Studie zum Burnout bei Psychiatern bekannt, aber es ist wohl kaum anzunehmen, dass diese seltener einen Burnout entwickeln. In meiner eigenen Praxis habe ich jedenfalls öfter mit Berufskollegen zu tun, die unter einem Burnout leiden. Und wenn Sie mich fragen, was ich denn selbst tue, um

Burnout bei mir zu vermeiden, dann ist das recht wenig, obwohl ich ziemlich genau weiß, was da zu tun wäre.

Also, es ist wie häufig: Wissen schützt nicht vor eigenen Problemen, und das ganze schöne Wissen um die Seele des Menschen und deren Mechanismen verhilft nicht automatisch zu mehr persönlichem Glück.

Der Psychiater und der Neurologe

Meine Mutter weiß, dass ich Psychiater bin. Aber sosehr mir selbst der Moment gefällt, wenn dies in Diskussionen zum Thema wird, so ausgeschlossen ist es, dass sie es so benennen würde. Sie sagt gerne und mit Stolz in den Augen, dass beide Söhne Ärzte geworden sind. Wenn dann noch irgendjemand lästige Fragen hat, präzisiert sie höchstens: «Neurologen!» Was bei meinem Bruder stimmt, aber nicht bei mir.

Den Unterschied in der Ausbildung zwischen Psychiatern und Neurologen habe ich schon beschrieben. Bezüglich der Themen des Faches hat der Neurologe sehr vereinfacht mit Dingen zu tun, die man anfassen kann: mit Nerven, Muskeln, Gefäßen und anderen Strukturen im Gehirn, dem Immunsystem und mit Genen. Die Untersuchungsmethoden sind auch auf solche Körperbestandteile ausgerichtet. Neurologen stechen gerne überall hinein, in Muskeln, in Räume, in denen Nervenwasser fließt. Sie hauen auch gerne auf Nerven, um Reflexe auszulösen, und leiten elektrische Impulse ab, die die Nervenzellen des Gehirns oder auch einzelne Nerven außerhalb aussenden. Neurologen interessieren sich dafür, wie schnell Nerven elektrische Impulse leiten. Recht fremd ist für sie der Gedanke, dass die Nervenzellen auch noch etwas anderes tun, als Impulse zu leiten und Muskeln zu bewegen oder elektrische Signale an das Gehirn zu melden.

Neurologen haben ein beeindruckendes Detailwissen von Nervenverläufen, Muskelanordnungen, Strukturen und Funktionen der Gehirnteile und vor allem von deren differenziertem Zusammenspiel. Und sie haben häufig ein gehöriges Maß an Misstrauen gegenüber dem, was Psychiater machen. Dass Nervenzellen auch denken oder, noch schlimmer, manchmal an einer Depression beteiligt sind, das ist für sie schon ein wenig seltsam. Krankheiten, mit denen man beim Neurologen richtig ist, sind beispielsweise Schlaganfälle, Epilepsien, das Parkinson-Syndrom, Hirntumoren, Infektionen von Hirn- und Rückenmarksgewebe, die Multiple Sklerose, durch Nervenstörungen verursachte Muskelerkrankungen, Störungen von Nerven außerhalb des Gehirns wie Lähmungen oder Schmerzsyndrome oder etwa auch die Migräne. Neurologen arbeiten dabei eng mit Neurochirurgen zusammen, wenn es zum Beispiel um die Entfernung eines Hirntumors geht, oder mit chirurgischen Rückenmarksspezialisten, wenn durch Gefäßverengungen Nervenbereiche nicht mehr ausreichend durchblutet werden.

Zum Psychiater haben viele Neurologen, wie schon gesagt, ein angespanntes Verhältnis. Psychiater beschäftigen sich ja mit der Seele und deren Störungen, und kein Neurologe hat je bei seinen Untersuchungen eine Seele gefunden. Da kann man auch nicht draufklopfen und sie hüpft dann.

Die Erkrankungen, mit denen sich der Psychiater beschäftigt, werden dadurch kompliziert, dass bei vielen davon neurologische und psychiatrische Sachverhalte zusammenspielen und beide Fachgebiete sehr von der Kompetenz des jeweilig anderen profitieren können. In Spätphasen des Parkinson-Syndroms, der Multiplen Sklerose und bei vielen anderen Erkrankungen bekommen die Patienten psychische Symptome. Und umgekehrt spielen bei vielen psychiatrischen Erkrankungen neurologische Aspekte eine Rolle. Wenn man an Demenzen denkt, ist hier neurologisches Wissen zum Verständnis unabdingbar, in der Früherkennung spielen psychiatrische und in einem noch stärkeren Maß neurologische Untersuchungen eine wichtige Rolle; die Therapie ist dafür wieder eher psychiatrisch ausgerichtet. Ähnliches könnte man auch bei Suchterkrankungen sagen.

Das mit den Neurologen und Psychiatern muss man sich ein wenig wie bei Geschwistern vorstellen. Sie sind sich nah und doch immer wieder auch etwas fremd. Sie gehören zusammen und sind eben doch verschieden.

Der Psychiater und der Psychologe

Einfacher scheint der Unterschied zwischen Psychiatern und Psychologen zu sein. Der grundlegende Unterschied ist, dass der Psychologe Psychologie studiert hat und der Psychiater Medizin. Aber wenn das so klar ist, warum werden Psychologen und Psychiater dann so häufig verwechselt? Auch hier hilft es, wenn man sich klarmacht, was die beiden Berufsgruppen einmal im Studium gelernt haben. Psychologen beschäftigen sich wissenschaftlich mit dem Verhalten und Erleben von Menschen. Dabei sollte man nicht sofort an die Arbeit mit Patienten denken. Psychologen beschäftigen sich auch mit dem Verhalten von Menschen in der Wirtschaft, sie forschen über Ursachen und Häufigkeiten von Scheidungen, aber auch ganz naturwissenschaftlich zum Beispiel über die Grundlagen des Sehens und Hörens. Ein Kollege von mir forscht über die Auswirkungen von professionellem Musizieren auf das Gehirn und dessen Entwicklung. Ein anderer untersucht Menschen, die Angst davor haben, ausgelacht zu werden. Wieder eine andere Kollegin untersucht die Bedingungsfaktoren von Motivation. Die Forschungsgebiete der Psychologie sind breit.

Genauso geht es den Medizinstudenten. Auch sie müssen sich mit einer ganzen Palette unterschiedlicher Fachthemen auseinandersetzen, bevor sie sich entschließen, sich auf eines davon zu spezialisieren. Sie lernen Grundlagen der Augenheilkunde, der Gynäkologie und Geburtshilfe, der Orthopädie, der Psychiatrie und vieler anderer Gebiete. Das Wissen, das sie erwerben, handelt primär vom Körper und den Störungen der Körperfunktionen, den Krankheiten.

Kompliziert wird es im Bereich der psychischen Störungen. Mit diesen beschäftigen sich nämlich beide. Bei den Psychologen heißt das Fachgebiet, das sich mit diesen Themen auseinandersetzt, *Klinische Psychologie*, bei den Medizinern *Psychiatrie*. Beide interessieren sich für Grundlagen von Erleben und Verhalten von Menschen und die Störungen dieser Bereiche. Beide haben, wenn sie mit ihrer Spezialisierung fertig sind, mindestens eine Psychotherapiemethode gelernt und beide behandeln heute selbständig Patienten mit psychischen Störungen.

Der Psychiater hat dabei in seinem Rucksack medizinisches Wissen und Können. Er wird eine körperliche Untersuchung vornehmen können, die allgemeinen Prinzipien der Wirkung von Medikamenten kennen sowie eine Blutentnahme durchführen und die Befunde auswerten können. Der Psychologe hat in seinem Rucksack psychologisches Wissen und Können. Er wird etwas von der Interaktion von sozialer Umgebung, Beruf und Beziehung auf die Gesundheit des Patienten verstehen, er hat gelernt, mit psychologischen Tests umzugehen und weiß sie sinnvoll einzusetzen, und er ist in der Regel besser ausgebildet in spezialisierten Psychotherapie-Methoden.

Bevor mir jetzt aber die Kolleginnen und Kollegen aus beiden Disziplinen die Freundschaft kündigen: Natürlich lernen inzwischen Psychologen auch etwas über Pharmaka und Psychiater arbeiten nach dem biopsychosozialen Konzept und wissen dabei einiges über psychologische Mechanismen. Hier ging es ja darum, die Unterschiede zu beschreiben. Im Gegensatz zu den Neurologen und Psychiatern gleichen die Beziehungen von Psychologen und Psychiatern eher dem Verhältnis von biologischen und adoptierten Kindern. Wenn sie sich gerade mal nicht streiten, leben sie wie Geschwister zusammen, haben aber einen unterschiedlichen familiären Hintergrund. Bitte ersparen Sie mir festzulegen, wer von beiden denn nun das biologische und wer das adoptierte Kind ist. Wie leider manchmal auch in Familien spielt der Streit, wer denn nun mehr Gewicht habe, wer die Führung ausüben sollte, also eigentlich, wem denn nun die psychisch Kranken gehören, auch in psychiatrischen Institutionen eine Rolle. Man nennt das dann berufspolitische Auseinandersetzungen, und diese können ziemlich nervig sein.

Der Psychiater und der Psychotherapeut

Um die ganze Sache noch ein wenig komplizierter zu machen, wollen wir uns nun den Begriff des Psychotherapeuten ansehen. Ist das nun ein Psychologe, ein Psychiater oder ein dritter Beruf? Psychotherapeuten sind kein eigener Beruf in dem Sinne, dass man Psychotherapie eigenständig studieren könnte. Psychotherapeuten nennt man diejenigen Psychologen oder Psychiater (manchmal auch Kolleginnen und Kollegen aus anderen Berufsgruppen), die eine oder mehrere Psychotherapie-Methoden gelernt haben und diese überwiegend ausüben.

Wenn Sie also einmal einem Psychotherapeuten begegnen, der sich nur mit diesem Begriff bezeichnet, fragen Sie ihn am besten nach seiner Ausbildung. Hat er Medizin studiert (ist er also ein psychotherapeutisch arbeitender Psychiater) oder Psychologie (also ein psychologischer Psychotherapeut)? Manchmal gibt es auch Theologen, Sozialarbeiter oder andere, die sich speziell in psychotherapeutischen Methoden ausgebildet haben. Sie müssen nicht die schlechteren Psychotherapeuten sein, haben aber eben einen anderen Ausbildungshintergrund als Psychiater oder Psychologen.

Die psychotherapeutische Behandlung

Die feine Seite der Psychiatrie

Die Psychotherapie ist ein bisschen die feine Seite der Psychiatrie. Hier geht es nicht um Medikamente, nicht um Zwang, nicht um biologische Maßnahmen wie Licht- oder Wachtherapie. Vielmehr geht es darum, im Gespräch mit dem Patienten den Ursachen schädlicher Verhaltensweisen auf die Spur zu kommen und neue Verhaltensweisen zu erarbeiten. Dies kann ausschließlich im Gespräch erfolgen oder zusätzlich Verhaltensübungen beinhalten. Schließlich gibt es auch Verfahren, die Übungen des Körpers mit einbeziehen. Das klingt doch gut, oder?

Aber bedenken Sie, dass die feine Seite nicht immer für jeden Betroffenen die richtige sein muss. Medikamente bringen bei vielen Erkrankungen entscheidende Hilfe. Häufig sind sie die Grundlage, damit überhaupt mit einem Patienten psychotherapeutisch gearbeitet werden kann. Und die Diagnose sowie die sogenannte Differentialdiagnose sind immer die entscheidende Basis, auf der erst eine Psychotherapie stattfinden kann. Es bringt wenig, einen Patienten mit einem unentdeckten Hirntumor mit Psychotherapie zu behandeln. Hier hilft vielmehr eine sorgfältige handwerkliche Abklärung der Ursachen der Beschwerden. Wenn diese Basis aber gelegt und eine andere Erkrankung als die psychische ausgeschlossen ist, wenn eine sorgfältige Diagnose gestellt und der Einsatz von

Medikamenten abgeklärt wurde, dann kann die Psychotherapie ein sehr wirkungsvolles Heilmittel sein.

Wenn er in dieser Phase Psychotherapie anwendet, wird der Psychiater oder der Psychologe zum Psychotherapeuten. Immer wieder werde ich gefragt, was denn nun besser sei, Psychotherapie oder Medikamente. Darauf antworte ich ähnlich wie Radio Eriwan. Manchmal sind es Medikamente, manchmal Psychotherapie, das kommt ganz auf die Situation an. Ganz häufig wird man beides verordnen, aber beides ist auch nicht immer besser als nur eines von beiden. Am besten, Sie beraten das in Ruhe mit Ihrem Arzt oder Psychologen, wenn Sie in einer Lage sind, in der Sie psychische Hilfe brauchen.

Psychoanalytiker, was sonst?

Was ist Ihnen durch den Kopf gegangen, als Sie das Wort Psychotherapie gehört haben? Ist vor Ihrem inneren Auge die Couch von Freud aufgetaucht, haben Sie ganz schnell überlegt, ob Sie in Ihrer Kindheit auch rechtzeitig die anale Entwicklung abgeschlossen haben, oder mussten Sie an Woody Allens letzten Film denken? Hoffentlich enttäuscht Sie das nicht, aber kaum ein Patient liegt heute noch während der Psychotherapie auf der Couch. Eine Kollegin von mir pflegte sogar immer ihren Patienten zu sagen: «In meinen Therapien arbeitet der Patient, nicht ich!» Sie war eine Verhaltenstherapeutin, und selbst für diese Richtung klingt ihr Ausspruch arg provokant, aber er hat eben auch einen wahren Kern.

Die Psychoanalyse hat die Behandlung von Menschen mit psychischen Problemen revolutioniert. Sigmund Freud war der geniale Pionier dieses Fortschritts. Er erarbeitete Anfang des 20. Jahrhunderts Konzepte von der gesunden Entwicklung des Seelenlebens und von Störungen in dieser Entwicklung. Es ist ziemlich vermessen, die Theorien Freuds in einem Kapitel zusammenfassen zu wollen. Um wirklich zu beschreiben, was Psychoanalyse ist, dürfte der Bericht natürlich auch nicht bei Freud aufhören. Deshalb möchte ich Ihnen nur einen kurzen Überblick geben über die Grundgedanken der verschiedenen Psychotherapiemethoden. Grundsätzlich gibt es heute drei verschiedene große Schulen: die tiefenpsychologische oder analytische Psychotherapie, die Verhaltenstherapie und die Systemische Therapie. Von manchen werden noch die humanistisch-existentialistischen Therapieverfahren und die körperorientierten Schulen als vierte und fünfte große Schule dazugerechnet. Da diese aber eher aus einer Reihe verschiedener Methoden bestehen die aufgrund divergenter Ideen unter dem Überbegriff zusammengefasst wurden, beschränke ich mich in der Beschreibung auf die ersten drei Schulen.

Wie die Psychoanalyse psychische Erkrankungen erklärt

Fangen wir mit der Psychoanalyse an. Freuds Idee war, dass die Entwicklung des Seelenlebens vom Neugeborenen bis zum reifen Erwachsenen bestimmten Regeln folgt, die bei allen Menschen gleich oder zumindest ähnlich gelten. Die Reifung geschieht also in Phasen, die bei allen Menschen ähnlich zu identifizieren sind. Die Phasen werden durch Grundbedürfnisse bestimmt, die in diesen Phasen eine wesentliche Rolle spielen. Freud hatte die Ursprungsidee, viele andere haben diese Ideen weiterentwickelt.

Damit Sie sich besser vorstellen können, worauf diese erst einmal abstrakt klingende Theorie beruht, gehen wir im Zeitraffer die Entwicklung durch, die wir alle einmal erlebt haben. Das Neugeborene kommt auf die Welt. Welches sind seine ersten Grundbedürfnisse? Warum fällt uns allen sofort Essen und Trinken ein? Stellen Sie sich doch das nackte kleine Baby vor, das gerade aus dem Mutterleib geschlüpft ist. In Wahrheit ist es bei einer natürlichen Geburt weniger geschlüpft, als unter Schmerzen herausgepresst worden. Vorher war es mittendrin in der Wärme, hat sich im Bauch bewegt und wurde vom Bauch bewegt, war eins mit seiner Umgebung. Das erste Bedürfnis des Babys, wenn es den feindlichen Bedingungen außerhalb des Mutterbauches ausgesetzt ist, ist Schutz, Wärme, Nähe. Schlimm genug, dass es plötzlich Dinge tun muss, die anstrengend sein können und die bisher nicht nötig waren, zum Beispiel atmen. Das Baby braucht ein elementares Gefühl von Geborgenheit, wie es die Haut der Mutter vermittelt, der gefühlte und gehörte Herzschlag. Eigentlich will es am liebsten gar nichts tun, nicht schnaufen müssen, nicht essen und trinken, nicht schreien, und das alles am besten noch in Einheit mit der Mutter, mit ihrer Körperwärme, ihrem Geruch, ihren bekannten Atem- und Pulsgeräuschen. Also alles so wie bisher.

Aber so wie bisher geht nicht mehr. Die Welt stellt Anforderungen. Die erste davon lautet: Hunger und Durst. Und dagegen muss es etwas tun. Damit befinden wir uns in der zweiten Phase der Entwicklung. Freud hat diese Phase orale Phase genannt, weil die Nahrung über den Mund aufgenommen wird. Das Baby muss sich also überwinden und tätig werden, wenn es satt werden will. Es muss saugen und schlucken. Und merkt bald dabei: Das ist ganz okay, macht vielleicht sogar Spaß, gibt ein zunehmend gutes Gefühl und im besten Fall sind Hunger und Durst gestillt. Es ist also nicht nur eine Vertreibung aus dem Paradies, sondern der Umzug in eine neue Welt. Auch diese hat ihren Reiz.

Eine weitere Entwicklungsphase des Babys ist erneut verbunden mit Unbequemlichkeit und Arbeit. Sie hat etwas mit den Körperausscheidungen zu tun, also Stuhlgang und Urin. Deshalb hat Freud sie anale Phase genannt. Bislang war Pipi machen ganz einfach und hat das Kleinkind nicht besonders beschäftigt. Man konnte es einfach laufen lassen, egal wo man war. Nicht erst seit uns die Werbung die saugfähigste Windel der Welt verspricht, passiert in diesem Alter nichts Besonderes, wenn Pipi und Stuhlgang einfach das Weite suchen. Die Windel wird gewechselt und alles ist im Reinen und Trockenen.

Plötzlich jedoch erwartet man vom Kind, dass es Urin und Stuhlgang zurückhalten kann und erst zu gegebener Zeit loslässt. Wie alle Eltern wissen, muss das erst gelernt werden. Anfangs wundert sich das Kind über solche Ansprüche, vielleicht bockt es auch und macht vielleicht zur falschen Zeit sein großes oder kleines Geschäft. Ist ja auch viel bequemer. Mit der Zeit entdeckt es aber die Vorteile des neuen Regimes. Erstens ist Mama zufrieden. Dann macht es auch Spaß, Kontrolle über manche Dinge zu erlangen, die vorher einfach so abliefen. Irgendwann überwiegen die Vorteile die Nachteile und wir haben gelernt, die Toilette zu benutzen. Dieser Prozess, der so anschaulich mit der Kontrolle über Ausscheidungsvorgänge beschrieben werden kann, ist aber nur ein Teil der gesamten Entwicklung. Eigentlich geht es noch um viel mehr. Das Drama der Entwicklung dreht sich nämlich um Triebaufschub und Kontrolle. Nicht jedes Bedürfnis wird sofort erfüllt, ich muss warten lernen. Das ist zunächst doof. Aber ich lerne auch, zu kontrollieren und aktiv die eigenen Bedürfnisse zu steuern, und dabei noch, die Bezugspersonen zufriedenzustellen. Und das ist prima.

Wir verlassen das Schema von Freud, weil es uns nicht um die allgemeine Erklärung der Psychoanalyse geht, sondern darum, die Grundideen zu verstehen, die hinter einer möglichen psychoanalytischen Therapie stehen. Neben den beispielhaft beschriebenen oralen und analen Phasen hat Freud noch eine narzisstische, phallische, Latenz- und genitale Phase beschrieben. Andere haben das Modell modifiziert und zum Beispiel die oben beschriebene erste Entwicklung als intentionale Phase betont. Harald Schultz-Hencke, ein Zeitgenosse und früher Kritiker Freuds, hat die anale Phase noch aufgeteilt und um eine spezifische urethrale Phase ergänzt. Für unsere Überlegung ist das nicht so wichtig.

Konflikte, überall Konflikte

Um zu verstehen, was das Gesagte mit uns Erwachsenen zu tun hat, die mit einem seelischen Problem zum Psychiater gehen, müssen wir uns ansehen, was allen beschriebenen Beispielen gemeinsam ist. Jedes Mal verlässt das Baby oder Kleinkind einen Zustand, der eigentlich rundum gut ist. Dann treten neue Anforderungen auf und es muss einen Weg finden, diesen Anforderungen gerecht und mit ihnen erneut glücklich zu werden. Wir schauen uns noch einmal das Beispiel der analen Phase an. Einfach nur loslassen geht nicht mehr, Kontrolle ist gefragt. Aber nur Kontrolle, nur zurückhalten, wäre auch nicht gesund. In der psychoanalytischen Theorie spricht man deshalb von einem Konflikt, der bewältigt werden muss. In unserem Beispiel ist das der Konflikt zwischen Loslassen-Können und Festhalten-Können. Weiterhin einfach loszulassen wäre keine gesunde Entwicklung, nur Festhalten und nicht mehr loslassen würde hingegen auch zu Beschwerden führen. Der Konflikt zwischen Loslassen und Festhalten muss also möglichst optimal so gelöst werden, dass zur richtigen Zeit das richtige Maß an Loslassen oder Festhalten gefunden wird.

Ich hoffe, so wird schon deutlicher, was das psychoanalytische Modell mit uns Erwachsenen zu tun hat. Die Idee ist, dass in dieser Konfliktentwicklung Störungen auftreten können. Und wenn Konflikte in diesen Phasen nicht gut gelöst wurden, dann wird sich das im späteren Leben an ähnlichen Themen immer wieder zeigen.

Wenn wir uns überlegen, dass vieles im Leben des Erwachsenen mit dem Thema Loslassen- und Festhalten-Können zu tun hat, wird rasch deutlich, worum es geht. Meistes nicht mehr um die direkten analen und urethralen Körpervorgänge, sondern um die Bewältigung des Alltags und die Bindungen zu anderen Menschen. Krankhafte Eifersucht erscheint dann als eine Form von übermäßiger Kontrolle, nämlich den anderen Menschen nicht loslassen zu können. Keine reifen Verbindungen zu Freunden und Partnern eingehen zu können, deutet dagegen auf ein Nicht-festhalten-Können hin. Auch wiederkehrende Kontrollzwänge lassen sich auf den Grundkonflikt von Loslassen und Festhalten zurückführen.

Psychoanalytische Theorie und praktische Behandlung

Wenn wir akzeptieren, dass Beschwerden des Erwachsenen oft in nicht gut gelösten Konflikten aus der Kindheit ihren Ursprung haben, dann geht es in der Therapie in einem ersten Schritt darum, diese Konflikte und die nicht optimalen Lösungen aufzudecken. Deshalb spricht man bei der Psychoanalyse auch gelegentlich von einem *aufdeckenden* Verfahren. Das Gegenteil davon sind übrigens nicht zudeckende Verfahren, sondern *übende*, aber darauf kommen wir später. Der geschulte Therapeut wird zunächst einmal mit seinem Patienten viel über dessen Kindheit sprechen. Er wird wissen wollen, wie das Verhältnis zu den Eltern war, wie viel Zwang und wie viel Liebe vorhanden waren, wie sich die Bindungen zu den Eltern, Geschwistern, aber dann auch zu anderen Menschen entwickelt haben. Er wird dabei immer wieder die Entwicklungen vor dem Hintergrund der oben geschilderten Ideen verfolgen. Wo waren Probleme beim Loslassen, wo bei der Ausübung von Kontrolle oder dabei, unter Kontrolle zu stehen.

Die Erfahrung zeigt, dass nicht gut gelungene Konfliktlösungen aus der Kindheit auf eine gewisse Art nachgeholt und damit korrigiert werden können. Natürlich geht es dann bei der neuen Konfliktlösung nicht mehr um Körperausscheidungen, sondern um Themen aus der Lebenswelt des Erwachsenen. Zunächst wird der Konflikt dem Patienten bewusst werden, er wird sich dann damit herumplagen und schließlich bei gelungenen Therapien zu einer nachgeholten Konfliktlösung kommen. Um ein letztes Mal das Beispiel der analen Phase zu bemühen: Der Patient wird nun besser mit Freiheit und Kontrolle umgehen können, wird vielleicht seiner Partnerin mehr Freiheiten zubilligen, ohne Angst zu bekommen, dass sie sich trennt, weil er nicht die Kontrolle über alles behalten hat.

Noch zwei Aspekte sollen zum psychoanalytischen Verfahren erwähnt werden. Im ganzen Prozess der Wiederaufarbeitung von lange zurückliegenden biografischen Gegebenheiten wird immer wieder der Therapeut als Muster für eine frühe Bezugsperson herhalten. Er tritt an die Stelle der Mutter oder des Vaters. Das ist ein wichtiges Hilfsmittel für den Patienten, damit die emotionale Nachbearbeitung der Konflikte nicht zu abstrakt bleibt. Um mit solchen Situationen gut umgehen zu können und sie für den Patienten nutzbar zu machen, sind Psychoanalytiker speziell ausgebildet und haben den gesamten Prozess in ihrer Ausbildung einmal an sich selbst durchgespielt.

Zur ursprünglichen psychoanalytischen Therapie gehört, dass der Patient liegt, auf der berühmten, bereits erwähnten Couch. Freud hatte die Erfahrung gemacht, dass es Patienten leichter fällt, frei zu assoziieren, also sich ungehemmt an frühe Dinge zu erinnern und den Gedanken und Gefühlen freien Lauf zu lassen, wenn sie liegen und nicht dauernd das Gesicht des Therapeuten vor sich sehen. Heute finden die Therapien aber meistens so statt, dass sich Therapeut und Patient gegenübersitzen. Das ändert an den oben geschilderten therapeutischen Grundideen nichts, ist lediglich einfacher und irgendwie auch zeitgemäßer. Dementsprechend nennt man die therapeutische Methode auch *psychodynamisch* oder *tiefenpsychologisch* und nicht *psychoanalytisch*, aber im Großen und Ganzen meinen alle drei Begriffe dasselbe.

Ein Kollege hat neulich bei mir geklagt, er würde so gerne ein Mittagsschläfchen halten, aber der Antrag auf eine Liege sei ihm abgelehnt worden. Ich habe ihm geraten, doch zu sagen, er arbeite psychoanalytisch und brauche eine Couch. Aber ich fürchte, der Rat hat nicht geholfen. Selbst die Verwaltungsleute wissen heute meistens, dass es auch sitzend geht.

Was sagt die Verhaltenstherapie dazu?

Wann haben Sie zuletzt eine Spinne an ihren Beinchen angefasst und die feinen Haare gestreichelt? Das würden Sie nie tun? Da irren Sie sich. Denn als kleines Kind haben Sie das ohne irgendwelche speziellen Gedanken gemacht. Sie haben Spinnen angefasst, haben ohne Angst mit Hunden gespielt, wenn sie nicht größer waren als Sie, und wir wollen uns gar nicht vorstellen, wo Sie überall hineingefasst haben. Sie haben das alles ohne Hemmungen gemacht, bis Mutti Sie entdeckt und vor Schreck laut aufgeschrien hat. Sie haben auch einen Schreck bekommen und natürlich die Spinne sofort fallen gelassen. Sie haben dadurch gelernt, dass man Spinnen nicht anfasst, dass sie eklig sind und dass man am besten einen spitzen Schrei ausstößt, wenn man eine dicke Spinne sieht. Vielleicht könnte sie ja sogar gefährlich sein, wenn Mutti so reagiert. Ob bei der Spinnenphobie über dieses erlernte Verhalten auch evolutionsbiologische Faktoren eine Rolle spielen, die sich genetisch fixiert haben, ist umstritten. In jedem Fall spielt aber erlerntes Verhalten eine große Rolle und dieses ist der Zielpunkt der Therapie.

Man kann Verhalten in funktionales und dysfunktionales Verhalten untergliedern. Funktional wird das Verhalten sein, das Ihnen im Leben nutzt. Dysfunktional ist ein Erleben und Verhalten, das Sie darin hindert, ein glückliches und unbeschwertes Leben zu führen. Die Grundvorstellung aller Verhaltenstherapien ist, dass dysfunktionales Erleben und Verhalten einmal gelernt wurde, zum Beispiel an der Reaktion der Mutter. Es gibt aber nicht nur diese Art des Lernens am Modell, sondern viele verschiedene Arten. Entscheidend ist, dass man das, was man einmal gelernt hat, auch wieder verlernen oder besser gesagt *umlernen* kann.

Verhaltenstherapie ist also im Wesentlichen eine Umlerntherapie. Damit tritt in den Hintergrund, was die tieferen Ursachen einer Störung sind. Gearbeitet wird am Symptom oder genauer eben am dysfunktionalen Verhalten. Das funktioniert besonders gut bei spezifischen Phobien. So nennt man Ängste, die auf bestimmte Objekte oder Situationen bezogen sind. Grundsätzlich gibt es wohl kein Objekt und keine Situation, vor der man nicht eine spezifische Angst entwickeln kann. Nur zu Ihrer Belustigung gebe ich einige Beispiele für solche spezifischen Phobien, alle tragen natürlich einen gelehrten Namen:

Akarophobie (Furcht vor Hautparasiten)
Agoraphobie (Furcht vor offenen Plätzen)
Aichmophobie (Furcht vor spitzen Gegenständen)
Akrophobie (Furcht vor Höhen)
Aquaphobie (Furcht vor Wasserflächen)
Bakteriophobie (Furcht vor Erregern)
Klaustrophobie (Furcht vor geschlossenen Räumen)
Erythrophobie (Furcht vor dem Erröten)
Keraunophobie (Furcht vor dem Blitz)
Koprophobie (Furcht vor Beschmutzung mit Kot)
Mysophobie (Furcht vor Berührung)
Nyktophobie (Furcht vor der Nacht)

Phobophobie (Furcht vor der Angst)
Zoophobie (Furcht vor Tieren)
Sozialphobie (Furcht vor Menschenansammlungen)

Manche Phobien sind völlig harmlos. Wenn Sie – warum auch immer – eine Furcht vor Elefanten entwickeln, wird Sie das in Ihrem normalen Leben kaum beeinträchtigen. Zoobesuche werden Sie halt nicht so oft unternehmen, oder zumindest werden Sie das Elefantengehege meiden. Und auch Safaris sind eher keine gute Idee. Aber ansonsten können Sie mit dieser Phobie sehr gut leben. Man macht das, indem man das Objekt (oder die Situation) meidet, auf das sich die Phobie bezieht. *Vermeidungsverhalten* ist ein typisches Kriterium für phobische Ängste. Elefanten sind da kein Problem, aber es gibt andere Situationen, die sich schwieriger vermeiden lassen. Nehmen wir an, Sie haben eine Flugphobie. Dann werden Sie Flüge vermeiden. Das kann man verschmerzen? Aber nur schwer, wenn Sie für Dienstreisen auf das Flugzeug angewiesen sind.

So ging es zum Beispiel dem berühmten Fußballspieler Dennis Bergkamp. Seine beste Zeit als aktiver Spieler hatte er beim FC Arsenal in England. Bekannt geworden ist er natürlich vor allem wegen seiner Erfolge: niederländische Nationalmannschaft, Champions League, Meisterschaften – er war einer der Besten seiner Zeit. Aber er hatte ein Problem. Häufig konnte er an Auswärtsspielen in internationalen Wettbewerben nicht teilnehmen, weil er Flugangst hat. Seit 1995 weigerte er sich angeblich, ein Flugzeug zu betreten. 2006 beendete er seine Profikarriere, und eine so lange Zeit nicht fliegen zu können, bedeutet schon eine beträchtliche Einschränkung.

Nehmen wir noch ein anderes Beispiel, an dem sich zugleich gut beschreiben lässt, wie die Verhaltenstherapie vorgeht, um dysfunktionales Verhalten zu behandeln. Stellen Sie sich vor, Sie haben eine Fahrstuhlangst. Viele Menschen kennen das Gefühl, dass es ihnen in einem Fahrstuhl nicht ganz wohl ist. Ich meine aber eine richtige Fahrstuhlphobie. Diese wird dazu führen, dass Sie Fahrstühle grundsätzlich meiden. Auch das kann recht einschränkend sein. Wenn Sie einen beruflichen Termin in einem oberen Stockwerk haben, mit Gepäck in ihr Hotelzimmer im vierten Stock müssen oder auch einmal eine Verletzung am Bein haben – ohne Lift wird das alles mühsam. Was können Sie tun?

Die Verhaltenstherapie geht hier sehr methodisch vor. Zu Beginn erfolgt eine genaue Verhaltensanalyse. Die Therapeutin oder der Therapeut wird also erst einmal genau wissen wollen, wann die Angst kommt, wie sie verläuft, welche Umgebungsbedingungen die Sache verschlimmern, welche sie verbessern und was Sie selbst bisher schon alles versucht haben, um mit der Einschränkung zurechtzukommen. Vielleicht wird der Therapeut auch von Ihnen wollen, dass Sie Ihre Emotionen und Ihr Verhalten protokollieren, wenn Sie die nächsten Male in der spezifischen Situation sind.

Die nächste Phase ist dann die Psychoedukation. Das ist ein etwas unglückliches Wort, denn mit Erziehung hat das ganze wenig zu tun. Wir sind ja keine Kinder mehr. Der Hauptbestandteil der Psychoedukation ist die Vermittlung von Wissen über die spezielle Situation oder das Objekt. Allein das kann schon helfen. Man wird Ihnen also etwa mitteilen, dass Fahrstühle ein Notseil haben, nur extrem selten abstürzen, dass es beim Steckenbleiben eine Notruffunktion gibt usw. Manchmal kann schon das neue Wissen über die Situation oder das Objekt dazu führen, dass Sie die Angst überwinden können. Man lernt aber nicht nur etwas über die Objekte und Situationen, sondern auch über die Natur der Ängste. Wie sie entstehen, wie aus einer durchaus nützlichen Angst etwa eine dysfunktionale werden kann. Wie gesagt: Wissen kann helfen, meist reicht es aber nicht. Man muss das neue Verhalten einüben und das alte, dysfunktionale, verlernen. Wie geht das?

Goethes Höhenangst

Der zwanzigjährige Johann Wolfgang von Goethe hat das schon gewusst. Er hatte Höhenangst und hat diese selbst erfolgreich behandelt. 1770 hielt er sich für seine Studien in Straßburg auf. Und dort stieg er immer wieder mit eiserner Willenskraft und gegen seine Angst auf den Turm des Straßburger Münsters. Das war nicht einfach, sondern brauchte viel Überwindung. Aber es war erfolgreich.

Er schreibt im neunten Buch von «Dichtung und Wahrheit»:

> *«Ich befand mich in einem Gesundheitszustand, der mich bei allem, was ich unternehmen wollte und sollte, hinreichend förderte; nur war mir noch eine gewisse Reizbarkeit übrig geblieben, die mich nicht immer im Gleichgewicht ließ. Ein starker Schall war mir zuwider, krankhafte Gegenstände erregten mir Ekel und Abscheu. Besonders aber ängstigte mich ein Schwindel, der mich jedesmal befiel, wenn ich von einer Höhe herunterblickte. Allen diesen Mängeln suchte ich abzuhelfen, und zwar, weil ich keine Zeit verlieren wollte, auf eine etwas heftige Weise. Abends beim Zapfenstreich ging ich neben der Menge Trommeln her, deren gewaltsame Wirbel und Schläge das Herz im Busen hätten zersprengen mögen. Ich erstieg ganz allein den höchsten Gipfel des Münsterturms, und saß in dem sogenannten Hals, unter dem Knopf oder der Krone, wie man's nennt wohl eine Viertelstunde lang, bis ich es wagte, wieder heraus in die freie Luft zu treten, wo man auf einer Platte, die kaum eine Elle ins Gevierte haben wird, ohne sich sonderlich anhalten zu können, stehend das unendliche Land vor sich sieht, indessen die nächsten Umgebungen und Zierraten die*

Kirche und alles, worauf und worüber man steht, verbergen. Es ist völlig, als wenn man sich auf einer Montgolfiere in die Luft erhoben sähe. Dergleichen Angst und Qual wiederholte ich so oft, bis der Eindruck mir ganz gleichgültig ward, und ich habe nachher bei Bergreisen und geologischen Studien, bei großen Bauten, wo ich mit den Zimmerleuten um die Wette über die freiliegenden Balken und über die Gesimse des Gebäudes herlief, ja in Rom, wo man eben dergleichen Wagstücke ausüben muss, um bedeutende Kunstwerke näher zu sehen, von jenen Vorübungen großen Vorteil gezogen.»

Wie schon bei Goethe wird auch in modernen Therapien kaum ein Weg daran vorbeiführen, sich der angstauslösenden Situation auszusetzen. Bevor eine solche *Exposition* aber erfolgt, wird mit den Patienten heute meist ein Entspannungsverfahren eingeübt. Die Idee dahinter ist, dass der Patient etwas Neues zur Verfügung haben muss, wenn er sich der angstmachenden Situation aussetzt. Hat er sich überwunden und den Aufzug betreten, wird ja die Angst kommen. Dann ist es in der Regel hilfreich, eine Methode zu haben, um mit dieser Angst umzugehen. Als Entspannungsverfahren wird mit den Patienten meist die Progressive Muskelrelaxation (PMR) nach Jacobson eingeübt. Man kann das Verfahren schnell lernen, und wenn man regelmäßig übt, ist es meistens sehr wirkungsvoll. Das etwas bekanntere Autogene Training zeigt ebenfalls gute Wirkung, aber auch hier ist das A und O, dass man regelmäßig, das heißt täglich, übt.

Der Patient weiß jetzt also alles über die Umstände seiner Angst, er weiß etwas über die Situation oder das Objekt der Angst und er hat ein Handwerkszeug gelernt, wie er die Angst abmildern kann, wenn sie einmal da ist. Jetzt muss er sich ganz nach dem Vorbild von Goethe der Angst aussetzen. Er muss sich exponieren. Deshalb heißt dieser Schritt auch Exposition. Ab dann gibt es grob gesagt zwei grundsätzliche Möglichkeiten, mit der Therapie fortzufahren.

Die eine ist das, was Goethe gemacht hat. Man setzt sich dem größten Reiz aus. Man nennt das auch *Flooding*, weil der Betroffene von den angstauslösenden Reizen überflutet wird. Heute wird das üblicherweise in Begleitung des Therapeuten gemacht. Also ungefähr so: Einer links, einer rechts und rein in den Fahrstuhl. Der Patient wird dann erleben, dass die Angst kommt, aber nach einiger Zeit auch wieder nachlässt. Dass sie nicht übermenschlich wird, dabei helfen der ausgebildete Begleiter und die gelernte Entspannungsmethode. Wenn man das oft genug wiederholt, wird man die Erfahrung machen, dass immer weniger Angst auftritt. Wenn die Therapie erfolgreich ist, wird irgendwann das Fahrstuhlfahren zur Gewohnheit und die Angst zur kaum noch erinnerten Vergangenheit.

Flooding klingt ein wenig rabiat, und meistens ist es das auch. Nach den vorliegenden Studien ist es jedoch das wirksamste Verfahren. Es gibt aber noch eine etwas sanftere Art, gegen die Ängste vorzugehen.

Dabei fängt man mit kleinen Angstreizen an, wartet, bis diese kein Problem mehr sind, und stellt sich dann den etwas größeren Reizen. Man nennt das *Systematisches Desensibilisieren*. Der vornehme Begriff beschreibt eigentlich nur, dass man durch dieses Verfahren immer weniger sensibel (ängstlich) gegenüber den Situationen oder Objekten wird. Auf Goethe übertragen hätte er sich vielleicht erst einmal in Gedanken den Turm des Straßburger Münsters vorstellen können. Sobald diese Vorstellung erträglich geworden wäre, hätte er sich den Turm auf dem Platz ansehen, anfangs nur einige Stufen hochsteigen, ein paar Tage später bis zum ersten Stockwerk und irgendwann schließlich bis zur Plattform gelangen können. Auch dieses langsame Abarbeiten der *Angsthierarchie* wird vom ausgebildeten Therapeuten begleitet und ist wirkungsvoll. Goethe hat den anderen Weg gewählt, die Systematische Desensibilisierung hätte ihm wohl zu lange gedauert. Gewirkt hätte sie aber wohl auch. Wenn es dann mal so weit kommt wie bei ihm, dass man fast schon Lust am Wagnis verspürt, dann hat man die Phobie sicher überwunden:

> *«Die ahndungs- und schauervollen Eindrücke der Finsternis, der Kirchhöfe, einsamer Örter, nächtlicher Kirchen und Kapellen und was hiermit verwandt sein mag, wußte ich mir ebenfalls gleichgültig zu machen; und auch darin brachte ich es so weit, daß mir Tag und Nacht und jedes Lokal völlig gleich war, ja daß, als in später Zeit mich die Lust ankam, wieder einmal in solcher Umgebung die angenehmen Schauer der Jugend zu fühlen, ich diese in mir kaum durch die seltsamsten und fürchterlichsten Bilder, die ich hervorrief, wieder einigermaßen erzwingen konnte.»*

Ähnlich wie bei der Psychoanalyse ist die hier vorgenommene Schilderung der verhaltenstherapeutischen Konzepte und Verfahren natürlich grob vereinfacht. Es gibt viele Verfeinerungen, Spielarten und Weiterentwicklungen. Zum Beispiel hat sich unter der Bezeichnung *Kognitive Verhaltenstherapie* eine therapeutische Methode etabliert, die das geschilderte Verfahren auch auf negative Selbstbilder, kognitive Verzerrungen und dysfunktionale Überzeugungen überträgt. Zusammengefasst kann man sagen, dass die Verhaltenstherapie eher auf die aktuell bestehenden Beschwerden fokussiert und systematische Methoden anwendet, diese loszuwerden. Die Psychoanalyse hingegen fokussiert mehr auf die Ursachen einer dysfunktionalen Lebensweise und versucht, Fehlentwicklungen (nicht hinreichend gut gelöste Konflikte), die zum Teil weit zurückliegen, zu korrigieren und notwendige Entwicklungen nachzuholen.

Die Systemische Therapie

Verglichen mit den geschilderten Ansätzen der Psychoanalyse und der Verhaltenstherapie sind die Ideen der Systemischen Therapie relativ neu. Die Psychoanalyse und die Verhaltenstherapie setzen beim Individuum an, mit dem sie arbeiten und bei dem sie eine Entwicklung zum Besseren fördern wollen. Der Mensch, der da so isoliert mit seinen Beschwerden untersucht und behandelt wird, ist aber nie alleine. Darauf beruht die Kernidee der Systemischen Therapie. Das Individuum ist immer Teil eines Systems, einer Gruppe von Menschen. Zunächst einmal wird diese Gruppe die Familie sein. Deshalb nennen sich die Therapeuten aus der Systemischen Schule oft auch Systemische Familientherapeuten. In einem weiteren Sinne kann man den Menschen aber auch als Teil eines viel größeren Systems, der Gesellschaft, auffassen. Die Symptome die er entwickelt, sind zum wesentlichen Teil aus seiner Stellung in der Gruppe zu verstehen. Gleichzeitig wirken sein Auftreten, seine Art zu sein und damit auch seine Beschwerden auf die Gruppe zurück. Während der Psychoanalyse die Theorien der phasenhaften Entwicklung und der Konfliktbewältigung zugrunde liegen und die Verhaltenstherapie lerntheoretische Grundlagen hat, so bezieht sich die Systemische Therapie auf Ideen der Systemtheorie und des Konstruktivismus. Dabei ist eben wichtig, dass man den Patienten nicht allein mit seinen Symptomen, sondern in dauernder Abhängigkeit von seiner Umgebung versteht. Es wäre aber auch nicht richtig, ihn als Rädchen in einer Maschine zu begreifen, denn es ist ja ziemlich vorausberechenbar, was geschieht, wenn man am Rädchen dreht.

Schmetterlinge, Wirbelstürme und Familienbeziehungen

Der Systemtheorie zufolge können selbst winzige Veränderungen von Teilen eines Systems große Veränderungen im Gesamtsystem hervorrufen. Dieses von Edward Lorenz zuerst beschriebene Phänomen wird gern auch als Schmetterlingseffekt bezeichnet. Dieser Vorstellung nach kann ein Schmetterling an einem Ort der Welt durch seinen Flügelschlag in einem anderen Teil der Welt einen Wirbelsturm verursachen. Sehr kleine Einflüsse können sich auf unberechenbare Weise hochschaukeln und große Folgen haben. Warum aber löst dann nicht jeder Flügelschlag einen Sturm aus und warum erleben wir trotz der vielen Schmetterlinge immer noch so etwas wie Windstille? Das liegt daran, dass nach dem kleinen Ausgangsereignis (dem Flügelschlag) sehr viele Einflüsse auf die bewegte Luft wirken, die fördernder, aber auch hemmender Natur sein können. Hemmende Einflüsse sind dabei weit häufiger, und in der Regel beruhigt sich die Luft einfach wieder.

Doch kehren wir zu unserem Patienten zurück, der nach den Grundideen der Systemtherapie behandelt werden soll. Am Beginn der Therapie steht die genaue Analyse der Beziehungen im System, zum Beispiel innerhalb der Familie. Die Systemtherapeuten arbeiten dabei mit sogenannten Familienaufstellungen, in denen grafisch dargestellt wird, in welchem Verhältnis die einzelnen Familienmitglieder zueinander stehen. Gelegentlich wird allein schon die Existenz eines dysfunktionalen Musters deutlich, das es dann therapeutisch zu beeinflussen gilt. Wir erinnern uns: Schon kleine Änderungen können mit der Zeit große Auswirkungen haben. Kleine Veränderungen im Verhalten oder auch nur in Denkweisen und Einstellungen des Patienten (oder bei anderen Mitgliedern des Systems) können das ganze System verändern.

Und wer hat recht?

Alle drei hier von mir kurz beschriebenen Theorien – Psychoanalyse, Verhaltenstherapie und Systemtherapie – sind jede für sich überzeugend und, was noch viel wichtiger ist, in der Praxis immer wieder erfolgreich. Dass seelische Erkrankungen in der Regel durch ihre Behandlung vollständig überwunden werden können, ist nicht zum geringen Teil den psychotherapeutischen Methoden zu verdanken. Was für viele andere Theorien gilt – in der Theorie funktioniert die Praxis, aber in der Praxis tut sie es nicht –, gilt gerade hier nicht. Die geschilderten Theorien sind kein Selbstzweck, sondern ihre Anwendung in der Praxis klappt meistens ganz gut.

Aber wie kann es sein, dass derart verschiedene Theorien alle irgendwie wirken? Wenn Psychoanalytiker sagen, die Ursache von Erkrankungen seien unbewältigte Konflikte in der Kindheit, wenn Verhaltenstherapeuten betonen, die Ursache für seelische Probleme lägen in dysfunktional gelernten Inhalten, und wenn die Systemtherapeuten sicher sind, dass alles am Umgebungssystem und meist an der Kommunikation und dem Umgang innerhalb der Familie begründet liege – wenn also alle drei großen Schulen eine hinreichende, aber völlig unterschiedliche Erklärung für die Ursachen psychischer Symptome haben, dann drängt sich die Frage auf: Wer hat nun eigentlich recht?

Diese Frage hat über Jahrzehnte die Fachwelt bewegt, obwohl jeder zu wissen meinte, wer wirklich im Recht war – nämlich die Schule, aus der er selbst kam. Die Psychoanalytiker hielten die Verhaltenstherapeuten für etwas einfach gestrickt, die Verhaltenstherapeuten die Psychoanalytiker für etwas verquere Geistesmenschen. Beide waren sich aber immerhin darin einig, dass es etwas weit hergeholt war, den Konstruktivismus mit der Behandlung von Kranken in Verbindung zu bringen, und dass es nicht unbedingt eine neue Therapieschule brauchte, um zu wissen, dass Menschen in Familien leben. Noch während meiner Psychotherapie-Ausbildung war ein Lagerdenken stark verbreitet, Respekt für die psychotherapeutischen Ideen der anderen hingegen Fehlanzeige. Aber es gibt eine Antwort auf die Frage, wer recht hat, und diese Antwort hat die heutige psychotherapeutische Praxis wesentlich beeinflusst.

Das Bömbchen des Dr. Grawe

Professor Klaus Grawe lebte von 1943 bis 2005 und war von 1979 bis zu seinem Tod ordentlicher Professor für Klinische Psychologie und Psychotherapie an der Universität Bern. Während seines ganzen Wissenschaftslebens hat er sich mit unserer Frage, welche der psychotherapeutischen Schulen denn nun recht habe, beschäftigt. Natürlich hat er es nicht so formuliert. Wissenschaftlich gesehen ging es darum, nachzuweisen, welche Therapieform die wirkungsvollere ist. Klaus Grawe war davon überzeugt, dass man eine Antwort auf diese Frage nur auf wissenschaftlichem Weg finden könne, das heißt in Studien, die die Wirksamkeit der einzelnen Therapieformen untersuchen und diese eventuell miteinander vergleichen. Wahrscheinlich wäre Grawe auch weiterhin nur in engeren Fachkreisen bekannt gewesen, wenn er nicht 1994 eine kleine Bombe in die Runde geworfen hätte. Die Waffen von Wissenschaftlern sind ihre Aufsätze und Bücher, aber immerhin war das Buch mit dem etwas unscheinbaren Titel «Psychotherapie im Wandel» 900 Seiten dick und von großer Sprengkraft in der internationalen Fachwelt. Passend zu seiner Überzeugung, dass unsere Frage nur empirisch-wissenschaftlich zu beantworten sei, gab Grawe seinem Buch den provozierenden Untertitel «Von der Konfession zur Profession».

In «Psychotherapie im Wandel» stellte Grawe insgesamt 897 Studien zusammen, die sich bisher weltweit mit dem Wirksamkeitsnachweis von Psychotherapien beschäftigt hatten. Jede einzelne Studie hatte klare Ergebnisse bezüglich der jeweils untersuchten Psychotherapieform gebracht, aber für einen wissenschaftlich soliden Vergleich dieser Menge an Einzelstudien bedurfte es erheblicher Zusatzarbeit und großer methodischer Kompetenz. Grawe stellte sich dieser Aufgabe in einer sogenannten Metaanalyse, also einem Vergleich aller Einzelstudien nach bestimmten Kriterien. Seine Arbeit brachte zwei wichtige Ergebnisse, die die Fachwelt erschütterten, das eine schnell, das andere hingegen eher verzögert, dafür aber nachhaltig.

Also, welche Therapie ist am wirkungsvollsten?

Grawes Antwort: die Verhaltenstherapie!

Und der Sturm brach los. Die Verhaltenstherapeuten hatten es ja schon immer gewusst, aber jetzt hatte es endlich jemand auch wissenschaftlich nachgewiesen. Tatsächlich zeigte sich, dass die Verhaltenstherapie bei den von ihr behandelten Erkrankungen eine größere Wirkstärke hatte als die anderen Therapieformen bei den von ihnen behandelten Erkrankungen. Eine methodische Schwierigkeit von Metaanalysen ist allerdings, dass in den verschiedenen Studien auch Patienten mit verschiedenen Erkrankungen behandelt werden. Das nun war ein wichtiges Argument der Kollegen aus den tiefenpsychologischen Schulen. Mag ja sein, so argumentierten sie, dass eine Verhaltenstherapie bei einer Spinnenphobie schneller die Symptome beseitigen kann, aber erstens gilt das nicht für alle Erkrankungen (die Psychoanalytiker sagten natürlich für die wenigsten) und zweitens sei doch die Frage, ob dieser Erfolg denn auch nachhaltig sei. Fast alle Studien sind naturgemäß auf kürzere Zeiträume angelegt. Kein Forscher will eine Studie machen, bei der er zwanzig Jahre nach seinem Experiment (in dem Fall also seiner Therapie) erfährt, ob sie denn – und wenn ja, welche – Wirkungen gehabt habe. Genau das sei aber das Ziel der tiefenpsychologischen

Therapien; schließlich wolle man erreichen, dass der Patient über eine Veränderung seiner Einsichten und seiner Einstellungen eine bessere Lebensbewältigung erreicht. Studien, die eine Wirksamkeit von tiefenpsychologischer Psychotherapie (Psychoanalyse) nachweisen wollten, müssten dementsprechend komplex und vor allem langfristig angelegt sein. Verhaltenstherapeuten seien eben etwas einfach gestrickt. Und schon war man wieder mitten im Schulenstreit.

Dabei wäre es vielleicht auch geblieben, wenn nicht im ersten Ergebnis der Arbeit von Grawe implizit noch eine Vielzahl anderer Aussagen enthalten gewesen und wenn nicht ein zweites Ergebnis allmählich immer stärker ins Bewusstsein gerückt wäre.

Verhaltenstherapie wirkt besser, aber eben nicht bei jeder Störung. Und sie richtet sich eher auf rasche Veränderungen und nicht auf komplexe Änderungen der Lebensstile und Weltauffassungen oder auf Eingriffe in das soziale Gefüge der Patienten. Dieses Ergebnis hebelt den Schulenstreit schon etwas aus den Angeln, denn es bedeutet ja, dass es nicht die grundsätzliche Überlegenheit einer Schule bzw. einer Theorie geben kann, sondern dass in manchen Situationen die eine oder die andere die richtige ist. Und immerhin schrieb Grawe über die psychoanalytische Therapie:

> *«Die psychoanalytische Therapie ist als wissenschaftlich fundiert anzusehen.»*

Und weiter:

> *«Psychoanalytische Therapie hat vor allem bei Patienten mit neurotischen Störungen des Erlebens und mit Persönlichkeitsstörungen eine gesicherte Wirkung auf die Hauptprobleme der Patienten, und zwar eine bessere Wirkung bei den eher leichter gestörten Patienten.»*

Dann folgt noch ein Absatz über die mächtige und innovative Wirkung des psychoanalytischen Denkens außerhalb der direkten Behandlung von Patientinnen und Patienten.

Klaus Grawe schließt das Kapitel über die Psychoanalyse mit einer heftigen Kritik an den psychoanalytischen Ausbildungsinstitutionen. Sie seien forschungsfern, «von herkömmlichen Vorstellungen bestimmt» und dogmatisch im Denken ihrer Schule verhaftet. Diese Aussage und der Befund, dass die Therapie überwiegend bei leichten Störungen helfe, haben die Psychoanalytiker natürlich nicht gefreut und sie haben seither viele Gegenargumente vorgebracht.

Ich selbst bin der Meinung, dass tatsächlich auch Menschen mit schweren Erkrankungen erfolgreich psychoanalytisch behandelt werden können. Die Kritik an den Schulen hingegen halte ich für berechtigt, allerdings hat sich seit 1994, dem Erscheinungsjahr des Grawe-Buches, in dieser Hinsicht einiges verändert.

Wir können zusammenfassen: In psychotherapeutischen Situationen sind nicht nur die Ausgangssituationen (die vorliegenden Beschwerden der Betroffenen) verschieden, sondern auch die Zielvorstellungen der Therapeuten und die Erwartungen der Patientinnen und Patienten. Gut, wenn man dann verschiedene Möglichkeiten zur Verfügung hat; denn so wird man die Therapie der gegebenen Ausgangslage besser anpassen können.

Die allgemeinen Wirkfaktoren einer Therapie

Noch eine zweite Aussage aber war in den Untersuchungsergebnissen von Dr. Grawe vorhanden, und das war dies zweite, etwas unscheinbarere Bömbchen. Grawe schreibt nämlich über die Schlussfolgerungen seiner Befunde humorvoll:

«Es sind für so verschiedene Vorgehensweisen mit so unterschiedlichen theoretischen Begründungen signifikante Wirkungen festgestellt worden, dass wir die Wirksamkeit einer Therapiemethode nicht als Beleg für die Richtigkeit der ihr zugrunde gelegten Wirkvorstellungen nehmen können. Wir hätten sonst so viele Wahrheiten wie wirksame Therapiemethoden und das wären definitiv einige zu viel.»

Diese Schlussfolgerung ist vielleicht noch wichtiger als das Ergebnis, dass bei einem direkten Vergleich die Verhaltenstherapie bei vielen Störungen anderen Ansätzen überlegen ist. Sie legt nämlich nahe, dass es neben den speziellen Theorien, die in den verschiedenen Schulen entwickelt und dann in den Therapien umgesetzt wurden, noch allgemeine Wirkfaktoren einer Psychotherapie gibt, die unabhängig von der speziellen Schule sind, in der die Therapeuten ausgebildet wurden. Was aber soll das sein, was unabhängig vom gelernten Schulenwissen noch wirkt? Grawe nennt das *Setting*, also die Gestaltung der Umgebungsbedingungen der therapeutischen Situation. Damit meint er natürlich nicht die Einrichtung des Therapiezimmers, sondern die allgemeine Haltung des Therapeuten und die Gestaltung der therapeutischen Beziehung selbst. Wie sollte diese sein, wenn alles gut werden soll? Schon bei den vergleichenden Studien zu den Therapiemethoden hatte sich die Überlegenheit vor allem problemorientierter Methoden gezeigt. Und darunter insbesondere solcher, bei denen die Probleme aktuell und gut definierbar waren.

Das Setting einer guten Psychotherapie, die die allgemeinen Wirkfaktoren berücksichtigt, sollte demnach idealerweise so verlaufen: Zunächst wird der Patient mit Respekt behandelt, seine Beschwerden werden ernst genommen. Er erhält Raum, diese möglichst genau zu beschreiben. Der Therapeut signalisiert auch durch seine Haltung sein Interesse am möglichst genauen Verstehen der

Probleme. Dann sollte gemeinsam mit dem Patienten eine individuelle, problemorientierte Therapie ausgearbeitet werden. Dabei ist der Gesichtspunkt der Hilfe zur Selbsthilfe entscheidend. Der Therapeut gleicht einer Hebamme. Sie berät, packt jedoch in wichtigen Momenten auch einmal zu. Mit dem Baby leben muss die Mutter und es auf die Welt bringen wird sie es letztlich auch selbst. Zusammengefasst ist also ein problemorientierter Ansatz mit dem Fokus «Hilfe zur Selbsthilfe» wichtig. Damit keine Missverständnisse auftreten: Das erschöpft sich auf der Seite der Therapeuten keineswegs in Nettsein und Händchenhalten. Auch die Hebamme drückt ja nicht irgendwo, sondern hat gelernt, wie sie Zeichen deuten und wo und wann sie eingreifen muss. Genauso gehört zum Rüstzeug eines Psychotherapeuten eine mehrjährige und gute Ausbildung. Um sich auf Probleme konzentrieren zu können, müssen Therapeuten verschiedene Problemkonstellationen kennen gelernt haben. Sie sollten verschiedene Methoden beherrschen, Ihre Wirkungen und Nebenwirkungen kennen. Darüber hinaus müssen sie wissen, zu welchem Zeitpunkt und in welcher Situation eine bestimmte Methode auf welche Weise wirken kann. Dazu gehört selbstverständlich auch das Wissen davon, welche Nebenwirkungen auftreten können.

Manualisierte, störungsspezifische Kurzpsychotherapien

Eine wichtige Entwicklung der letzten zwanzig Jahre seit der Veröffentlichung der Befunde von Klaus Grawe war die Ausarbeitung von sogenannten manualisierten, störungsspezifischen Kurzpsychotherapien. Zuvor bestand ja, wie gesagt, das Problem, dass nicht jede der drei großen Psychotherapie-Schulen sich für alle psychischen Erkrankungen als gleichermaßen wirksam erwiesen hatte.

Es wäre also gut, wenn man auf bestimmte Erkrankungen und die damit verbundenen Probleme zugeschnittene Therapieverfahren hätte. Zudem sind die drei geschilderten großen Therapieverfahren der Psychoanalyse oder tiefenpsychologischen Verfahren, der Systemtherapie (Familien- und Paartherapie) sowie der Verhaltenstherapie «mächtige» Verfahren. Das heißt, man benötigt in der Regel mindestens drei Jahre, um sie neben der Ausübung des Berufes zu lernen. Danach verfügt man über ein großes Repertoire an theoretischem Wissen und therapeutischen Techniken. Oft bedeutet das in der klinischen Praxis aber, mit Kanonen auf Spatzen zu schießen. Patientinnen und Patienten brauchen eben ganz konkrete, auf ihr ganz spezifisch ausgeprägtes Störungsmuster zugeschnittene Problemlösungen. Nicht immer haben sie die Neigung, die gesamte tiefgründige Konflikterforschung der Psychoanalyse, die vielfältigen Techniken der Verhaltenstherapie oder die detailgenaue Systemanalyse ihrer Familie über sich ergehen zu lassen.

Im Idealfall sollte eine Therapie also problemorientiert, schnell zu erlernen und sicher in der Anwendung sein. Genau diese Überlegungen haben zur Entwicklung von störungsspezifischen, manualisierten Kurzpsychotherapien geführt. Störungsspezifisch bedeutet in diesem Fall, dass für depressive Menschen Maßnahmen gegen die Depression im Vordergrund stehen und weniger solche gegen eine Abhängigkeit von Alkohol oder Drogen und auch nicht gegen Halluzinationen. Manualisiert bedeutet, dass ein schrittweises Vorgehen vorgeschlagen wird und dass die Themenbereiche, die in der Therapie behandelt werden, in einer Anleitung, einem Manual, festgelegt sind. Dadurch ist die Therapie relativ schnell zu erlernen (weil sie sich nur mit einem eingeschränkten Problemkreis beschäftigt), es gibt eine relativ gute Gewähr, dass alle Therapeuten und Therapeutinnen sie ähnlich anwenden (durch die Vorgabe der Therapieschritte im Manual) und dass die Dauer der Therapie relativ kurz ist (weil es sich um klar vorgegebene Ziele und einheitlich beschriebene Prozessschritte handelt).

Therapieverfahren, die diesen Anforderungen genügen, haben oft Ansätze aller drei Schulen integriert, aber eben immer auf ein bestimmtes Problem bezogen. Einige der wichtigsten Entwicklungen in diesem Sinne sind folgende Verfahren:

- die Dialektisch-Behaviorale Therapie (DBT);
- die Interpersonelle Psychotherapie (IPT);
- die Schematherapie;
- das «Cognitive Behavioral Analysis System of Psychotherapy» (CBASP);
- die «Mindfulness Based Cognitive Therapy» (MBCT);
- das «Motivational Interviewing».

Diese Aufzählung ist natürlich bei weitem nicht vollständig, sondern greift nur einige der häufig angewendeten Verfahren heraus. Als Beispiel soll kurz das Vorgehen bei der Interpersonellen Psychotherapie näher beschrieben werden. Sie kommt vor allem bei Menschen mit depressiver Symptomatik zur Anwendung und geht von der Grundidee aus, dass sich die Beschwerden insbesondere in einer Störung der Interaktion zwischen Menschen ausdrücken und über diesen Aspekt auch behandeln lassen.

- In einer ersten Phase (initiale Phase) über die ersten drei Sitzungen werden folgende Aufgaben erledigt: Die Diagnose wird erhoben und die Patienten (sowie gegebenenfalls Angehörige) werden über die depressive Störung sowie die Idee und das Vorgehen bei der IPT informiert. Die Patienten erfahren, dass es sich um eine Krankheit handelt, durch Zuschreibung der Krankenrolle werden sie entlastet, und Hoffnung wird vermittelt. Mit Hilfe der Beziehungsanalyse wird die derzeitige depressive Episode in einen interpersonellen Zusammenhang gesetzt. Im Behandlungsvertrag werden der Fokus der Behandlung (Trauer, Konflikte, Rollenwechsel oder soziale Defizite) und die Therapieziele mit den Patienten besprochen.

- Die mittlere Phase umfasst die vierte bis dreizehnte Sitzung und beschäftigt sich mit folgenden Themen: Bearbeitung des in Phase 1 herausgearbeiteten Fokus durch Betrauern des Verlustes, Erarbeitung einer günstigeren Anpassung an eine neue soziale Rolle, Klärung und Bewältigung von zwischenmenschlichen Konflikten und/oder Aufbau neuer vertrauensvoller Beziehungen. Die Bindungs- bzw. Beziehungsmuster, Kommunikationsstrategien sowie die Emotionen des Patienten stehen bei der Bearbeitung im Vordergrund.
- Schließlich wird in der Beendigungsphase (vierzehnte bis sechzehnte Sitzung) das Therapieende als Abschiedsprozess unter Berücksichtigung damit verbundener Emotionen (z. B. Trauer, Angst, Wut, Ärger) besprochen, es wird zusammengefasst, was in der Therapie erfahren wurde, und es wird ein Ausblick auf die Zukunft gegeben.

Wie die einzelnen Schritte kompetent durchgeführt werden, wird natürlich im Manual genauer beschrieben. Wenn man die Ursprünge dieser manualisierten Kurzpsychotherapie untersucht, besteht sie hauptsächlich aus Elementen der Verhaltenstherapie angereichert mit Sichtweisen aus der Systemischen Therapie.

Die Schematherapie wurde von Jeffrey E. Young, einem prominenten Vertreter der Kognitiven Verhaltenstherapie entwickelt. Er hat aber fast mehr Ideen aus den psychodynamischen (psychoanalytischen) Verfahren verwendet und zusätzlich Elemente aus der Gestalttherapie, der Objektbeziehungstheorie, der Hypnotherapie und der Transaktionsanalyse eingebaut.

Die amerikanische Psychologin Marsha Linehan hat einmal bei

einem Vortrag gesagt, dass die von ihr entwickelte Dialektisch-Behaviorale Therapie, DBT, aus einem wichtigen Teil Mitmenschlichkeit, viel Verhaltenstherapie und einem bedeutenden Schuss Zen bestehe.

So sind also pragmatische Verfahren entstanden, deren Erlernung nicht so aufwendig ist, die gezielt die vorhandenen Probleme bei einer bestimmten Krankheit behandeln und die in ihrer Anwendungsdauer begrenzt sind. Die Manuale lassen dabei trotz gegebener Strukturierung genug Spielraum, um auf die individuellen Konstellationen bei den Patientinnen und Patienten einzugehen.

Was ein Psychotherapeut können sollte

Die psychotherapeutische Landschaft ist also sehr vielfältig geworden. Für die junge Ärztin oder den jungen Arzt, die sich für den Beruf Psychiatrie entscheiden, stellt sich die Frage, was sie von all dem können sollten. Für Sie als potentieller Patient hingegen lautet die Frage, was sie denn von einem ordentlich ausgebildeten Psychiater oder einer Psychologin an Kompetenzen in der Psychotherapie erwarten können.

Eine junge Ärztin, die sich entschließt, eine Spezialisierung in der Psychiatrie anzustreben, oder ein Psychologe, der sich entschließt, mit Patienten zu arbeiten, sollte zunächst eine fundierte Weiterbildung in einem der drei großen Therapieverfahren anstreben. Alle drei Schulen gehen heute im Ablauf ihrer meist etwa auf drei Jahre festgelegten berufsbegleitenden Ausbildung auch auf die beiden anderen großen Schulen ein. So lernt die Ausbildungskandidatin neben den schuleneigenen Ideen auch die wichtigsten Ansätze der anderen Therapieformen kennen. Nach dieser Grundweiterbildung sollte sich unsere junge Kollegin zwei bis drei störungsspezifische, manualisierte Kurzpsychotherapien aneignen. Das alles ist aufwendig – und genau das möchte ich vermitteln: Psychiatrie ist ein Fach, in dem man viel lernen und können muss. Und ein guter Psychiater ist viel mehr als jemand, der einfach gut reden und Trost zusprechen kann.

Bei all den Besonderheiten der verschiedenen Psychotherapieformen ist es gut, sich immer wieder die drei Perspektiven in Erinnerung zu rufen, die laut Klaus Grawe die wichtigen Schulen-übergreifenden Wirkfaktoren sind – und das ist auch das, was Sie von einem geschulten Psychotherapeuten erwarten können: die Problembewältigungsperspektive, die Klärungsperspektive und die Beziehungsperspektive.

Übrigens sind auch Psychotherapeuten Menschen und hören es nicht so gern, wenn man ihnen sagt, dass man nicht weiter mit ihnen arbeiten will, zum Beispiel weil die vertrauensvolle Beziehung nicht stimmt. Es ist unangenehm, das zu hören, und es ist unangenehm, das zu sagen. Aber genau das ist das Recht des Patienten. Wenn Sie das Gefühl haben, dass eine der drei Perspektiven nicht in Übereinstimmung mit Ihnen eingenommen wird, dann sollten Sie das formulieren und nach Alternativen suchen. Wenn Sie allerdings immer wieder das Vertrauen verlieren oder es trotz mehrerer Anläufe bei verschiedenen Therapeuten nie zustande kommt, dann geht es Ihnen vielleicht wie dem Autofahrer, der auf der Autobahn lauter Falschfahrern begegnet. Allerdings sollten Sie dann ganz anders reagieren als der Autofahrer, nämlich das nächste Mal durchhalten, selbst wenn Sie am Anfang vielleicht skeptisch sind.

Und dann noch eine Prise Achtsamkeit

Bevor wir von den schönen Dingen des Lebens zu den hässlichen kommen, noch kurz zu dem Aspekt Zen, den Marsha Linehan als einen wichtigen Teil ihrer Therapie beschrieben hat. Zen ist eine

Form des Buddhismus, in dem es um eine bestimmte Einstellung zur Welt, gegenüber den Mitmenschen und sich selbst geht. Ein Teil davon ist die bekannte Meditationstechnik, das Zazen. Eigentlich geht es beim Zen aber nicht um eine bestimmte Sitzposition, sondern um eine innere Haltung, die im Wesentlichen von Achtsamkeit geprägt ist. Früher hat man das gelegentlich als fernöstliche Spinnerei abgetan, heute ist dieser Ansatz breit akzeptiert und findet in fast allen Behandlungen zusätzlich Anwendung. Man spricht in Fachkreisen sogar dabei von einer «dritten Welle der Psychotherapie». Mit Wellen sind entscheidende Entwicklungsschritte gemeint. Die *erste Welle* ist die Behandlung nach den Erkenntnissen einer der beschriebenen großen Schulen. Mit der *zweiten Welle* sind die manualisierten Kurzpsychotherapien gemeint, bei denen Elemente aus den unterschiedlichen großen Therapieformen zusammengefügt und zu störungsspezifischen neuen Behandlungseinheiten gebündelt werden. Die sogenannte *dritte Welle der Psychotherapie* schließlich implementiert Aspekte fernöstlicher Weisheiten in die bekannten Therapieformen. Der Begriff der dritten Welle deutet an, dass diese Neuerung nicht einfach als kleine Ergänzung bisheriger Therapien gilt, sondern für einen wesentlichen Entwicklungsschritt gehalten wird.

Die verschiedenen Elemente dieser meist aus fernöstlichem Denken entnommenen Prinzipien werden unter dem Stichwort *Achtsamkeit* zusammengefasst. Es geht dabei darum, die Dinge, die man erlebt, möglichst bewusst zu erleben. Ziele sind, dass man die schönen Dinge auch bewusst wahrnimmt, das Staunen über die Schönheiten der Welt wieder pflegt und nicht zuletzt, dass man mit anderen Menschen achtsam umgeht. Vielleicht klingt das ein wenig nach Charaktereigenschaften: der eine kann das besser, der andere weniger. Das ist auch sicher so, es gibt positiver eingestellte und weniger positiv eingestellte Menschen. Es gibt Menschen, die sehr bewusst ihre Umgebung wahrnehmen, und andere, die eher mit geschlossenen Sinnen durch den Tag rauschen. Das hat mit unserer Persönlichkeit, der Erziehung und den Erfahrungen zu tun, die wir bisher gemacht haben. Erstaunlich ist aber, wie gut man Achtsamkeit trotzdem erlernen kann. Es gibt spezielle Übungen dafür, die heute bei fast allen Therapieformen zusätzlich zur Anwendung kommen. Es gibt sogar eine eigene Kurzpsychotherapieform, die speziell dafür entwickelt wurde, die Ziele der Stressreduktion über bessere Achtsamkeit zu erreichen, die *Mindfulness Based Stress Reduction (MBSR) Therapy*. Aber unabhängig von diesem selbständigen Verfahren – eine Prise Achtsamkeit ist immer nützlich.

Die Behandlung mit Medikamenten

Von den schönen Dingen des Lebens zu den unangenehmen

Jetzt habe ich über die schönen Teile der Therapie geschrieben; jedenfalls gilt die Psychotherapie bei vielen Patienten und auch bei vielen Ärzten als eine angenehme und interessante Behandlung. Man erfährt etwas über sich, es ist jemand da, der versteht und eventuell tröstet, in jedem Fall aber weiterhilft. Dieses Bild der Psychotherapie ist korrekturbedürftig. Und das aus mehreren Gründen.

Erstens kann und sollte Psychotherapie harte Arbeit sein. Es geht nicht um Tröstung und Schonung, es geht um die Auseinandersetzung mit unangenehmen Themen, mit eher unangenehmen Seiten von sich selbst und mit anstrengenden Aspekten der eigenen Lebenswirklichkeit. Wer sich so richtig auf die Psychotherapiestunde freut, hat entweder nicht den richtigen Therapeuten oder nicht genug Motivation, sich auf diese anstrengenden Aspekte einzulassen. Es hat Gründe, dass Symptome entstehen, und es hat Gründe, warum man zum Beispiel bei der Flugangst das Flugzeug lieber vermeidet, trotz der möglicherweise nachteiligen Folgen. Vermeiden ist nämlich meist immer noch angenehmer, als sich mit den Gefahren oder vermeintlichen Gefahren auseinanderzusetzen. In der kompetent durchgeführten Psychotherapie muss man aber genau das – sich mit dem Unangenehmen auseinandersetzen. Das ist in allen Psychotherapieschulen so, nur die Methoden und die Grundideen können verschieden sein. Eine gelungene Psychotherapie sollte wenigstens in manchen Stunden so richtig unangenehm sein.

Der zweite Grund, warum man die Ansicht der weichen, angenehmen Psychotherapie korrigieren muss, ist etwas komplizierter. Er hat etwas mit der Denkweise vieler Menschen zu tun, die Gehirn und Seele, oder mit einem ähnlichen Wort, ihre Persönlichkeit, streng trennen. Und dabei haben sie noch ein Bild der Seele, das sehr vom bewussten Erleben geprägt ist. Meine Seele, das bin ich. Ich verändere mich vielleicht in einer Therapie, wie viel und in welche Richtung, das entscheide aber ich selbst. Wenn man so denkt, entsteht verständlicherweise eine Spaltung von äußeren Einflüssen in solche, die auf die *Persönlichkeit* bzw. *Seele* wirken, und anderen, die auf das *Gehirn* wirken. Viele Menschen mit dieser Sichtweise meinen, Psychotherapie wirke auf die Persönlichkeit, Medikamente hingegen auf das Gehirn. Ersteres unter meinem Einfluss, meiner Kontrolle, Letzteres hingegen, ohne dass ich noch Kontrolle über die Wirkungen hätte – wenn ich denn das Medikament eingenommen habe. Auch diese Sichtweise ist korrekturbedürftig, um nicht zu sagen, sie ist von wissenschaftlichen Befunden weitgehend widerlegt.

Man hat nämlich nachweisen können, dass sich Strukturen und Funktionen des Gehirns unter einer Psychotherapie verändern. Auch Psychotherapie greift also in Prozesse des Gehirns ein. Und auch hier gilt das eherne Gesetz der Medizin: Was Wirkung hat, kann auch Nebenwirkungen haben. Auch Psychotherapie kann also Nebenwirkungen haben. Die Angst, die eigentlich behandelt werden sollte, ist größer und nicht kleiner geworden. Die Lebensfreude ist nicht zurückgekommen, sondern auf dem Weg dorthin habe ich Dinge erfahren, die mich dazu gebracht haben, mir das Leben zu nehmen. Das sind drastische Beispiele, aber es sind keine theoretischen, abwegigen, sondern es sind Beispiele aus meiner eigenen Praxis. Zum Glück kommt das nicht oft vor. Eine misslungene Psychotherapie zeigt sich meistens darin, dass die Beschwerden nicht geringer geworden sind und die Betroffenen das Vertrauen in die Psychotherapie verloren haben. Aber auch das ist natürlich eine unerwünschte Wirkung.

Ich habe das auch deswegen etwas drastisch beschrieben, weil ich Sie auf das heikle Kapitel der Medikamente gegen psychische Krankheiten vorbereiten will. Sie gelten als der unangenehme Teil der Behandlung. Viele Menschen hegen eine große Skepsis gegenüber der Anwendung von Psychopharmaka. Auch bei vielen Therapeuten gilt die Verschreibung von Medikamenten in der Psychiatrie als nicht so attraktiv. Häufig müssen Bedenken von Betroffenen überwunden, die Wirkungen und Nebenwirkungen überwacht und beurteilt werden. Wenn Nebenwirkungen auftauchen oder keine Wirkung einsetzt, ist wieder Überzeugungsarbeit gefragt. Außerdem ist klar, dass Medikamente an Strukturen des Gehirns ansetzen, sie verändern die Balance der Neurotransmitter, beeinflussen die Sensibilität von Rezeptoren und wirken an Nervensynapsen. Sie verändern also einen Teil meines Gehirns und verändern dadurch vermutlich auch meine Persönlichkeit, und das alles, ohne dass ich darauf wesentlichen Einfluss habe. Muss man sich darum nicht tatsächlich Sorgen machen? Was aber ist, wenn Psychotherapie dieselben Wirkungen auf Gehirn und Persönlichkeit hat? Gibt es dann noch den Unterschied zwischen der erwünschten Psychotherapie und der mit Skepsis betrachteten Medikamente?

Psychotherapie oder Psychopharmaka?

Ich bin der Meinung, dass dieser Unterschied tatsächlich aus vielen Vorurteilen und Irrtümern entspringt und nicht gerechtfertigt ist. Um gleich den Kritikern den Wind aus den Segeln zu nehmen: Ich will damit nicht sagen, dass Medikamente harmlos sind. Vielmehr möchte ich vermitteln, dass gute Psychotherapie weniger harmlos ist, als man denkt, und dass gleichzeitig Psychopharmaka weniger gefährlich sind, als viele meinen. Beide Therapiemethoden müssen gut überlegt eingesetzt und ihre Wirkungen müssen mit Respekt und Aufmerksamkeit überwacht werden.

Es ist eine Frage des Einzelfalls, ob die Durchführung einer Psychotherapie oder die Verordnung von Medikamenten der bessere Rat ist. Gar nicht selten wird man eine Kombination von beiden empfehlen – aber auch nicht automatisch. Es gibt ebenso Situationen, in denen das eine das andere stört, oder eine von beiden Methoden ausreichend wirkt und man die Nebenwirkungsrisiken der anderen Methode nicht eingehen muss. Und dann gibt es auch die Situation, in der man keine der beiden Methoden einsetzen sollte. In der heutigen Wissenschaftssprache heißt das so schön *watchful waiting*. Aber ein aufmerksames Abwarten ist eben mehr als einfach nichts tun.

Die Entscheidung, welche Strategie man mit den besten Erfolgsaussichten wählen sollte, ist nicht immer einfach. Zunächst wird der Therapeut etwas empfehlen. Er nimmt diese Empfehlung aus seinem gelernten Wissen, aus seiner Erfahrung und aus der wissenschaftlichen Literatur, die bei den meisten Krankheitsbildern in Therapie-Leitlinien zusammengefasst ist. Nicht selten wird die Empfehlung natürlich auch dadurch bestimmt sein, was der Therapeut am besten kann oder überhaupt gelernt hat. Der ideale Therapeut, der eine Therapie nach Leitlinie empfiehlt, dann aber an einen anderen Therapeuten weiterverweist, weil er selbst diese Therapiemethode nicht gelernt hat, wird wohl eher selten sein.

Nach dem Rat des Therapeuten kommt dann immer noch das Einverständnis des Patienten. Und man sollte es sich nicht zu leicht machen, dieses Einverständnis zu geben. Wie gesagt: Die Betroffenen tragen die Risiken von Nebenwirkungen, egal welche Therapie durchgeführt wird. Man sollte deshalb in jedem Fall nachfragen, auf welcher Grundlage der Therapeut seine Empfehlung ausspricht. Gibt es Leitlinien zur Behandlung der vorliegenden Erkrankung? Was sagen diese Leitlinien? Warum weicht der Therapeut in seiner Empfehlung gegebenenfalls von den Leitlinien ab? Dafür gibt es manchmal gute Gründe, aber der Therapeut sollte sie vermitteln können. Man sollte auch ruhig nach den alternativen Methoden fragen: Wenn Sie Psychopharmaka empfohlen bekommen, sollte erklärt werden können, ob nicht auch Psychotherapie den Zweck erfüllt oder sogar bessere Erfolgsaussichten hat. Dasselbe gilt natürlich auch umgekehrt, wenn Psychotherapie empfohlen wurde. Diese Fragen haben nichts mit Misstrauen zu tun. Immerhin lassen sich die Patienten auf einen oft monatelangen, manchmal jahrelangen anstrengenden Therapieprozess ein, nehmen das Risiko von Nebenwirkungen in Kauf und wollen ihre erheblichen Beschwerden loswerden. Da sollte das Schlagwort des informierten Patienten keine bloße Formel sein.

Wie wirken Psychopharmaka?

Ähnlich wie in den Kapiteln über Psychotherapie, möchte ich hier nur einen oberflächlichen Überblick darüber geben, was man heute von der Wirkung von Psychopharmaka weiß. Mein Ziel ist, dass Sie über die Grundideen der Medikamentenwirkungen Bescheid wissen. Dieses Wissen soll Ihnen helfen, zu verstehen, welche Überlegungen auf Sie zukommen können, wenn Sie Kontakt mit der Psychiatrie haben. Dazu ist es auch wichtig zu verstehen, was wir alles heute noch nicht wissen, warum wir manchmal einfach etwas ausprobieren müssen und warum das trotzdem vernünftig sein kann.

Historisch gesehen war die Entwicklung der ersten Psychopharmaka bei den meisten eine zufällige Entdeckung. Medikamente, die eigentlich für einen anderen Zweck entwickelt worden waren, hatten erstaunliche Wirkungen auf Depressionen oder Psychosen. Aufmerksame Ärzte bemerkten diese Wirkungen und begannen mit systematischen Forschungen zu diesem zunächst überraschenden Anwendungsbereich. Heute gibt es eine Vielzahl von Studien, welche die positive Wirkung von Medikamenten bei den verschiedenen psychischen Erkrankungen klar belegen. Durch immer bessere Untersuchungstechniken wissen wir auch immer mehr über die neurobiologischen Mechanismen, mittels derer die einzelnen Präparate wirken. Als Beispiel soll eine Gruppe moderner Antidepressiva genannt sein, die SSRI. SSRI bedeutet *Selektive Serotonin-Wiederaufnahmehemmer*. Was so hochwissenschaftlich und kompliziert klingt, ist eigentlich ganz einfach. Der Name sagt nämlich genau das, was die Medikamente tun. Sie hemmen die Wiederaufnahme des Serotonins in die Präsynapse. Was das mit Depressionen zu tun hat? Ein wenig komplizierter ist es dann halt doch.

Wir wollen versuchen, uns einem sehr komplizierten Vorgang sehr vereinfacht zu nähern. Dafür müssen wir uns vorstellen, dass alles, was wir erleben, alle unsere Gefühle, Gedanken, Erlebnisse, Schmerzen, Freude, Langeweile, Bilder, Musik – einfach alles – in unserem Gehirn verarbeitet werden. Ich schildere den Vorgang zunächst rein auf der biologischen Ebene, ohne mich hier noch einmal auf die eingangs gestellte Frage einzulassen, ob außerhalb der materiellen Prozesse noch eine Seele eine Form von integrierendem Erleben generiert, das nicht mit den biologischen Strukturen gleichzusetzen ist. Diese Gesichtspunkte werden dann im abschließenden Kapitel eine Rolle spielen.

Was geschieht also, wenn wir etwas in der Welt wahrnehmen? Die Lichtreize treffen spezielle Rezeptoren in unserem Auge und werden von dort als elektrische Signale innerhalb der Nervenstränge weitergeleitet. Sie sollen letztlich in dem Teil des Gehirns ankommen, der für das Erkennen von optischen Signalen zuständig ist. Dieses Areal liegt im Hinterkopf ungefähr unter dem Gebiet, wo man im Alter zuerst eine Glatze bekommt. Das Signal muss also von ganz vorne nach ganz hinten im Gehirn, und es wird auf diesem Weg nicht von lediglich einem Nerv geführt. Vielmehr stößt der erste Nerv an einen zweiten, und an der Kreuzung der beiden passieren komplizierte Dinge. Das elektrische Signal löst am Ende des Nervs einen chemischen Prozess aus. Hormone, sogenannte Neurotransmitter, die am Ende des Nervs bereitliegen, werden in den Spalt zwischen dem ersten und dem nächsten Nerv ausgeschüttet. Das Ende des ersten Nervs nennt man Präsynapse, den Anfang des zweiten Nervs Postsynapse und den Spalt dazwischen den synaptischen Spalt. Einer der Neurotransmitter heißt Serotonin. Nachdem der elektrische Reiz dort angekommen ist, wird in dem Nerv, der ein Serotonin-Träger ist, also mehr Serotonin in den synaptischen Spalt ausgeschüttet. Dieses Serotonin löst an der Postsynapse wieder einen elektrischen Impuls aus und leitet das Signal weiter, letztlich eben an das Zielareal im Gehirn. Entscheidend ist nun, wie viel Serotonin wie lange im synaptischen Spalt verbleibt.

Grundsätzlich gibt es drei Möglichkeiten, wo das ausgeschüttete Serotonin verbleibt. Es kann erstens im synaptischen Spalt abgebaut werden, es kann zweitens in die Postsynapse aufgenommen werden (wo es dann wieder einen elektrischen Impuls auslöst) und schließlich drittens kann es wieder in die Präsynapse aufgenommen werden. Dort wartet es dann auf den nächsten Nervenimpuls.

Über die Einzelheiten dieser Vorgänge, die viel komplizierter sind, als ich sie hier dargestellt habe, wissen wir faszinierend viel. Was das alles mit Depression zu tun hat? Genau genommen wissen wir gerade das nicht so genau. Festgestellt wurde, dass bei Depressionen oft ein Mangel an Serotonin im synaptischen Spalt vorliegt. Mangel ist eigentlich auch nicht ganz das richtige Wort, aber irgendetwas an dem komplizierten Steuerungsmechanismus des Serotonins im synaptischen Spalt ist nicht in Ordnung. Die großartige Entdeckung am Beginn der Sechzigerjahre des letzten Jahrhunderts war, dass es heilsame Auswirkungen auf eine Depression haben kann, wenn es gelingt, mehr Serotonin im synaptischen Spalt zu haben und es dort länger wirken zu lassen. Da man die Mechanismen ja einigermaßen genau kennt, kann das theoretisch auf vier verschiedene Arten geschehen.

Erstens kann man mehr Serotonin (genauer gesagt Bausteine des Serotonins) zu sich nehmen. Die Idee ist, dass dann mehr Serotonin in den Nervenendigungen gebildet und bei einem entsprechenden Impuls mehr davon in den synaptischen Spalt ausgeschüttet wird. Das Ziel wäre erreicht – mehr Serotonin im synaptischen Spalt. Nur leider funktioniert das nicht, diese Methode zeigte keinen verlässlichen antidepressiven Effekt.

Dafür funktionieren aber alle drei anderen Mechanismen. Man kann den Abbau des Serotonins im synaptischen Spalt hemmen. Medikamente die dies tun, haben einen guten antidepressiven Effekt, sind aber wegen möglicher Nebenwirkungen nicht ganz so einfach zu handhaben. Auch die Beeinflussung der präsynaptischen Rezeptoren ist ein in modernen Medikamenten angewendetes Wirkprinzip. Die Medikamente, die heute am häufigsten verschrieben werden, nutzen die vierte Möglichkeit, sie hemmen nämlich die Wiederaufnahme des Neurotransmitters in die Präsynapse und verlängern damit die Wirkung des Stoffes im synaptischen Spalt. Ich habe das am Beispiel des Neurotransmitters

Serotonin beschrieben, weil erstens das Serotonin eine besondere Bedeutung für das Entstehen von Depressionen hat, und weil es zweitens Medikamente gibt, die selektiv auf die serotonergen Nerven wirken und dort die Wiederaufnahme des Serotonins vom synaptischen Spalt in die Präsynapse hemmen. Diese *Selektiven Serotonin-Wiederaufnahmehemmer* sind die heute am häufigsten angewendeten Antidepressiva.

Neben dem Serotonin gibt es aber noch andere Neurotransmitter, die für die Depression offensichtlich eine Rolle spielen, zum Beispiel das Noradrenalin. Auch *Selektive Noradrenalin-Wiederaufnahmehemmer,* kurz SNRI, sind gut wirksam. Und dann gibt es Medikamente, die selektiv Serotonin und Noradrenalin, aber keine anderen Neurotransmitter auf dem beschriebenen Weg beeinflussen, die *Selektiven Serotonin- und Noradrenalin-Wiederaufnahmehemmer, die* SSNRI.

Das klingt bereits einigermaßen kompliziert – in Wirklichkeit aber ist es noch viel komplizierter. Es gibt auch Medikamente, die gar nicht selektiv wirken, also ein ganzes Sammelsurium von Neurotransmittern beeinflussen. Neben Pharmaka, die die postsynaptischen Mechanismen beeinflussen, gibt es andere, die auf das Melatonin wirken, und vieles mehr. Beim Umgang mit Medikamenten ist die Botschaft also die gleiche wie bei den Psychotherapien: Der kompetente Psychiater muss heute einiges wissen, das ist kaum anders als beim Kardiologen oder Gynäkologen.

Welches Medikament ist das richtige für mich?

Angenommen, ich bin prinzipiell bereit, ein Medikament zur Therapie meiner seelischen Erkrankung einzunehmen. Jetzt geht es natürlich noch um die Frage, welches von den vielen zur Verfügung stehenden Medikamenten ist denn nun das richtige für mich? Welches wird bei mir die beste Wirkung haben und gleichzeitig die geringsten Chancen auf Nebenwirkungen? Wer auf diese Frage von seinem Therapeuten eine klare Antwort bekommt, sollte misstrauisch werden. Die einzig richtige Antwort lautet nämlich: «Das weiß ich nicht.» Das klingt natürlich nicht gerade vertrauenerweckend, ist aber ehrlich. Es gibt keinen sogenannten *Marker*, der von vorneherein sagen könnte, welches Medikament bei einer bestimmten Einzelperson die besten Wirkungen haben wird. Das wäre natürlich toll: Man nimmt Blut ab, misst irgendetwas und weiß, welches Medikament optimal ist. Ein wesentlicher Teil heutiger Forschung, vor allem genetischer Studien, handelt von dieser Idee. Aber noch hat man keine solchen Marker gefunden, und zwar weder bei depressiven Erkrankungen noch bei Psychosen. Es wird also ums Ausprobieren gehen. Dazu gleich noch mehr. Zunächst wollen wir uns aber noch mit den Faktoren beschäftigen, welche die Entscheidung für ein bestimmtes Medikament beeinflussen können und zu denen wir etwas wissen.

Last und Lust der Beipackzettel

Da ist zunächst die Eigenschaft des Medikamentes selbst. Die kennen wir aus vielen Studien recht genau. Wir haben, wie gesagt, Wirkstoffe, die eher das serotonerge, das noradrenerge oder ein anderes Neurotransmittersystem beeinflussen. In der Wirkstärke unterscheiden sich die einzelnen Medikamente im statistischen Vergleich nicht. Wohl aber in ihrem Nebenwirkungsprofil. Viele Medikamente machen Übelkeit, manche Schlafstörungen, manche eher müde, manche wirken eventuell schädlich auf das Blut, andere auf die Niere, die Leber und so weiter. Der Rat für ein bestimmtes Medikament wird auch von Ihrer Symptomkonstellation und dem Medikamentenprofil abhängen. Gut ist, wenn beides zueinanderpasst. Sie sind aber nicht nur darauf angewiesen, dass Ihnen Ihr Therapeut etwas zu den Medikamenten erzählt.

Es gibt ja noch den Beipackzettel. Und dieser ist Last und Lust zugleich. Sie werden dem Beipackzettel viele, viele wichtige Informationen entnehmen können. Aber das kann eben auch eine Last sein. Pharmazeutische Firmen sind von den Aufsichtsbehörden dazu angehalten, oder machen das aus juristischen Gründen von selbst, alle möglichen Nebenwirkungen auf dem Beipackzettel zu erwähnen. Und wer will schon wissen, was alles irgendwann einmal irgendwo auf der Welt passiert ist? Das ist nämlich in der Regel recht viel. Sie wollen ja vielmehr wissen, was Ihnen mit einiger Wahrscheinlichkeit auch passieren könnte, wenn Sie das Medikament einnehmen. Wen interessiert schon die Absturzstatistik, bevor er in ein Flugzeug steigt? Man weiß, es kann abstürzen, das aber kommt selten vor. Und es ist das Risiko in der Regel wert, wenn ich nicht anders nach Mallorca in den Urlaub komme. Zugegebenermaßen werden auf den Beipackzetteln auch die Wahrscheinlichkeiten angegeben, mit denen bisher in Studien bestimmte Nebenwirkungen aufgetreten sind. Gerade bei Psychopharmaka wird aber von den Patienten oft nur der mögliche Schaden registriert und nicht die oft extrem geringe Wahrscheinlichkeit, mit dem er entstehen kann. Wenn dort etwa steht, dass es zum Aussetzen der Nierenfunktion kommen kann, ist das für viele Patienten schon ein Grund, die Medikation abzulehnen, ohne dass sie gelesen hätten, wie selten das der Fall ist.

Das ist ein wenig ungerecht gegenüber den Psychopharmaka. Haben Sie denn, als Sie das letzte Mal eine Aspirintablette eingenommen haben, vorher gelesen, dass es bei Aspirin zu lebensbedrohlichen Blutungen, Allergien und Nierenversagen kommen kann? Natürlich ist das extrem selten, und ich würde mich bei schweren Kopfschmerzen deswegen nicht davon abhalten lassen, eine Tablette Aspirin zu nehmen. Bei Psychopharmaka gewichten wir diese Informationen aber oft etwas anders.

Wie sollte man Beipackzettel lesen? Erstens sollten Sie sich vor dem Lesen klarmachen, wofür Sie ein Medikament einnehmen wollen. Die richtige Entscheidung für ein Medikament treffen Sie nur, wenn Sie die richtige Balance halten zwischen Ihren Beschwerden bzw. der Chance auf eine Behandlung Ihrer Beschwerden einerseits und den möglichen Nebenwirkungen des Medikaments auf der anderen Seite. Also überlegen Sie sich, wie viel Risiko Sie in Kauf nehmen wollen für die Chance, Ihre Krankheit loszuwerden. Diese Abwägung wird natürlich bei Kopfschmerzen anders aussehen als bei Depressionen. Dann konzentrieren Sie sich auf die häufigsten Nebenwirkungen, die im Beipackzettel erwähnt sind. Diskutieren Sie diese mit Ihrem Therapeuten, sprechen Sie mit ihm über mögliche Alternativen. Am Ende werden Sie nicht um einen guten Schuss Vertrauen herumkommen. Vertrauen in den Rat Ihres Therapeuten, Vertrauen in die Qualität der Psychopharmaka und letztlich auch etwas Vertrauen in das Schicksal, dass seltene Nebenwirkungen nicht gerade Sie treffen werden.

Faktoren für die Auswahl von Medikamenten

Ein weiteres Kriterium für die Auswahl eines Medikaments ist auch die mögliche Interaktion mit anderen Medikamenten, die Sie vielleicht einnehmen. Medikamente können sich gegenseitig beeinflussen, sie können die Wirkung eines anderen verstärken oder abschwächen, und beides kann unangenehm werden. Deshalb ist es wichtig, dass Sie Ihren Arzt über andere Medikamente informieren, die Sie regelmäßig einnehmen. Damit sind auch Medikamente gemeint, die Sie vielleicht gegen körperliche Erkrankungen einnehmen. Dazu gehören auch pflanzliche Heilmittel, denn auch sie können solche Interaktionen auslösen.

Vor der Verschreibung eines Medikaments wird der Arzt wissen wollen, ob es bei Ihnen schon einmal zu einer gravierenden Nebenwirkung von Medikamenten gekommen ist. Er wird Sie nach früheren oder jetzt noch bestehenden anderen Erkrankungen fragen. Diese Medikamenten- und Krankheitsanamnese hilft gezielt, Risiken zu verringern. Wenn Sie zum Beispiel eine Nierenerkrankung haben, die eigentlich gar nichts mit Ihrer psychischen Erkrankung zu tun hat, wird man eher ein Medikament geben, das über die Leber abgebaut wird als über die Niere. Dann muss diese nicht noch zusätzlich arbeiten, wenn sie sowieso schon in ihrer Leistungsfähigkeit eingeschränkt ist.

Schließlich ist auch Ihr Symptomprofil noch eine Hilfe bei der Auswahl des ersten Medikamentes. Leiden Sie stark unter Schlafstörungen, wird man lieber kein Medikament verordnen, das den Schlaf häufig noch stärker stört. Wenn Sie konzentriert arbeiten müssen, wird man versuchen, Medikamente zu umgehen, die müde machen. Nicht alles kann man vermeiden. Auch hier gilt, dass Sie ein gewisses Risiko eingehen müssen. Demgegenüber steht aber immer die Chance einer erfolgreichen Behandlung Ihrer Beschwerden.

Versuch und Irrtum

Wenn die genannten Abklärungen die Entscheidung für ein bestimmtes Medikament ergeben haben, dann werden Sie mit diesem Präparat einen Behandlungsversuch machen. Es bleibt aber ein Versuch. Das hat mit einer einfachen Tatsache zu tun. Ob ein bestimmtes Medikament bei einem bestimmten Patienten wirkt, ist völlig offen. Wir haben, wie gesagt, keine verlässlichen Marker, die uns das vorhersagen könnten. Unser Wissen aus Studien ist zudem ein statistisches Wissen. Wir wissen also, wie häufig ein bestimmtes Medikament in einer großen Gruppe von untersuchten Patienten wirkt. Wir wissen, dass die zugelassenen Medikamente mindestens genauso gut wirken wie eine schon etablierte Substanz und dass diese besser wirkt als ein Placebo. Wäre das nicht so, würde das Medikament gar nicht zugelassen, denn für schlechtere Medikamente besteht keine Berechtigung. Zudem wissen wir aus vielen Studien, dass ungefähr 80 Prozent aller Patienten positiv auf eines dieser Medikamente ansprechen. Erstaunlicherweise ist das bei sehr vielen verschiedenen Medikamenten gegen recht verschiedene Krankheiten der Fall.

Aber das alles interessiert Sie ja vermutlich gar nicht so sehr. Sie wollen ja wissen, ob Sie selbst zu den 80 Prozent Respondern gehören – also zu denjenigen, bei denen das Medikament wirkt – oder zu den 20 Prozent Nonrespondern, bei denen es nicht wirken wird. Da man das nicht im Voraus weiß, bleibt es beim Ausprobieren. Der Unterschied zwischen der Wirkung verschiedener Medikamente ist kleiner als der Unterschied, mit dem ein Medikament bei verschiedenen Patienten wirkt. Es geht also notgedrungen um Versuch und Irrtum.

Ab wann sollte ich ungeduldig werden?

Sie werden also mit einem Medikament anfangen, meist in ansteigender Dosis. Das nächste Problem ist dann, dass bei fast allen Medikamenten die Wirkung erst nach einer gewissen Zeit einsetzt. Bei Antidepressiva kann das schon mal eine Woche oder zwei dauern. Wenn keine spürbare Wirkung eintritt, kann das an mehreren Dingen liegen. Erstens kann es sein, dass Sie zu den Nonrespondern gehören. Es könnte aber auch sein, dass das Medikament nicht ausreichend hoch dosiert war oder nicht lange genug gegeben wurde, denn eine Weile braucht es halt, bis die Wirkung einsetzt. Aber wie lange soll gewartet werden? Das ist eine häufige Frage in der klinischen Praxis. Die meisten Empfehlungen sagen, dass ein Psychopharmakon – vorausgesetzt, es wird einigermaßen gut vertragen – in ausreichender Dosierung mindestens vierzehn Tage gegeben werden sollte, bis man, wenn sich bezüglich der Beschwerden nichts tut, davon ausgehen kann, dass das Medikament nicht wirkt. Das ist eine ganz schön lange Zeit. Die Symptome sind ja nicht einfach zu ertragen, und hat man schon einmal seine Bedenken gegenüber Psychopharmaka überwunden, dann will man in der Regel auch, dass die Wirkung rasch einsetzt.

Viele Patienten, aber nicht selten auch die Therapeuten, werden zu schnell ungeduldig. Das ist nachzuvollziehen, aber birgt ein Problem. Wenn ein Medikament nicht wirkt, wird man mit einem anderen aus einer anderen Wirkgruppe einen neuen Anlauf nehmen. Hat man also zum Beispiel bei einer Depression begonnen, mit einem SSRI zu behandeln, wird man bei ausbleibender Wirkung vielleicht zu einem SSNRI wechseln. Wechselt man aber zu schnell, ohne dem einzelnen Medikament genug Chancen einzuräumen, dann steht man am Schluss nach vielen Wechseln vielleicht mit leeren Händen da und weiß nicht mehr, ob einzelne Versuche nur deshalb misslungen sind, weil man sie zu früh abgebrochen hat. Zu mehr Geduld zu raten, wenn man nicht in der bedrückenden Situation des Patienten ist, klingt einfach. Aber in vielen Therapiegesprächen wird es genau darum gehen, beim Patienten darum zu werben, ein einmal verschriebenes Medikament doch noch etwas länger zu nehmen, bevor man wechselt.

Wie lange muss ich ein Medikament nehmen?

Das ist eine ganz andere Frage als die vorige, wie lange man bis zu einem Wechsel warten sollte. Ausgangssituation ist jetzt, dass ein Medikament wirkt. Kann ich es absetzen, wenn die Besserung eintritt, oder wenigstens dann, wenn die Beschwerden ganz aufgehört haben? Auch diese Fragen werden in der Behandlungspraxis oft gestellt. Und es gibt zu dieser Frage sehr viele wissenschaftliche Studien. Diese belegen bei Antidepressiva und bei Antipsychotika, dass die Rückfallwahrscheinlichkeit im ersten Jahr nach der Ausheilung der Symptome ohne Medikamente stark ansteigt. Es ist, als würde die Krankheit noch unterschwellig lauern und wieder aus ihren Löchern kommen, wenn Sie den Schutz der Medikamente weglassen.

Die meisten Leitlinien empfehlen, eine antidepressive Medikation mindestens noch ein Jahr nach der Heilung fortzusetzen, und zwar mit der gleichen Dosis, welche die Besserung gebracht hat. Auch dieser Rat erfordert in der klinischen Behandlungspraxis einige Überzeugungsarbeit. Denn wir gehen ja von der Situation aus, dass keine Symptome mehr da sind – und da soll ich trotzdem noch weiter Medikamente nehmen und dann auch noch ein ganzes Jahr lang? Ja, sagt die Forschung, und bei manchen Erkrankungen ist die empfohlene Zeit noch viel länger. Bei Schizophrenien geht die Empfehlung über mehrere Jahre und bei Bipolaren Affektiven Störungen kann es sogar um eine lebenslange Medikation gehen. Wie vorhin, als wir uns Gedanken darüber gemacht haben, ob Sie überhaupt ein Medikament einnehmen wollen, geht es auch hier um eine Abwägung.

Wieder stehen Sie vor der Entscheidung, wie viel und welches Risiko Sie eingehen wollen. Erschwerend kommt hinzu, dass Sie Ihr individuelles Risiko gar nicht kennen, sondern wieder auf statistische Angaben angewiesen sind. Dem Risiko, dass Sie vielleicht umsonst ein Medikament einnehmen, das Sie gar nicht mehr brauchen, steht das Risiko gegenüber, dass Ihre Erkrankung wieder auftritt, wenn Sie das Medikament zu früh absetzen. Bei den Erkrankungen, über die wir sprechen, ist das nicht banal. Wir reden ja nicht von einem Schnupfen. Deshalb ist der Rat klar, erfolgreiche Medikamente noch lange Zeit nach dem Verschwinden der Symptome einzunehmen.

Die Aussagen der letzten Kapitel gelten vor allem für Antidepressiva und Antipsychotika, also für jene Medikamente, die bei den häufigsten psychiatrischen Erkrankungen verschrieben werden. Es gibt andere Krankheiten und andere Medikamente, für die auch andere Ratschläge gelten. Was genau wann gilt, sollten Sie mit Ihrem Therapeuten besprechen. Er sollte Ihnen auch erklären können, warum er Ihnen – sicher zu Recht – einen anderen Rat gibt als den hier erteilten.

Werde ich derselbe wie vorher sein?

Es gibt ja Menschen, die überhaupt keine Scheu davor haben, Medikamente zu nehmen. Bei Schmerzen, bei Fieber und natürlich auch, wenn ernsthafte Erkrankungen vorliegen, fragen sie meistens kaum nach, sondern folgen dem Rat ihres Arztes. Die Psychiatrie ist auch hier ein wenig anders. Die Symptome, unter denen Menschen mit psychischen Störungen leiden, betreffen ja in der Regel solche Dinge wie Gefühle, die innere Energie, die Entschlussfähigkeit, vielleicht auch das Urteilsvermögen. Die Störungen liegen also im Kern meiner Persönlichkeit. Medikamente sollen auf diese Symptome wirken – greifen sie damit nicht auch am Kern meiner Persönlichkeit an und verändern diese? Verändern sie also mich? Aus diesen Gründen ist die Frage gut verständlich, die viele

Patienten stellen, bevor sie sich zur Einnahme eines Medikaments entschließen können: «Werde ich denn nachher wieder derselbe sein wie vorher»?

Die ehrliche Antwort darauf lautet: «Nein, Sie werden nicht unverändert sein.» Denn alle oben angestellten Überlegungen bleiben ja bestehen. Die Wirkung der Psychopharmaka findet im Gehirn statt; sie sollen die Gefühlslage und ähnliche Kernpunkte seelischen Erlebens verändern. Wenn dies gelingt, werde ich nicht mehr derselbe sein wie vorher. Das gilt allerdings auch für die Erkrankung selbst, denn sie hat mich ja in diesen wesentlichen Teilen meiner früheren Persönlichkeit verändert. Jedes Ereignis, das ich erlebe, verändert mich, und eine erlebte psychische Krankheit verändert mich natürlich auch. Allerdings meinen Patienten mit ihrer Kernfrage nach der Veränderung ihrer Persönlichkeit meist etwas anderes. Sie haben die Sorge, dass das Medikament aus Ihnen etwas macht, das sie nicht sein wollen, dass auf sie eine Veränderung einwirkt, die sie nicht beeinflussen können, die ihre Erlebnisfähigkeit einschränkt. Bei diesen Sorgen kann man weitgehend Entwarnung geben. Zunächst muss man sich immer wieder ins Gedächtnis rufen, dass es ja die Krankheit ist, die wesentliche Aspekte meiner Erlebnisfähigkeit verändert hat. Wenn mir diese durch die Medikamente wiedergegeben wird, bin ich zwar nicht mehr derselbe wie vorher, aber ich bin doch wieder näher an der Person, die ich vor der Erkrankung war. Bei einer schweren Depression fühle ich mich innerlich leer, spüre keine Kraft mehr, habe das Interesse an den Geschehnissen und Personen um mich herum verloren. Wenn eine erfolgreiche Medikation mir diese wichtigen Eigenschaften wiederbringen kann, dann werde ich das doch begrüßen und die Frage, ob ich wieder derselbe sein werde wie früher, wird sich anders stellen.

Das Erlebnis einer seelischen Erkrankung verändert einen, die Psychotherapie und die Medikamente können dies auch tun. Wichtig ist, dass ich mein Leben in der Zukunft möglichst glücklich führen kann. Medikamente können dabei ein sehr hilfreiches Mittel sein. Lassen Sie sich nicht einreden, dass Sie durch die Behandlung seelischer Störungen zum Zombie werden. Wenn die Therapie wirkt, haben Sie eine gute Chance, sich von Ihrer Krankheit zu befreien.

Alles eine Frage der Balance

Aus dem Gleichgewicht

Wir haben einen Einblick in die vielfältigen Aspekte der Seelenkrankheiten – oder wie es modern heißt, der psychischen Störungen bekommen. Ursachen können genetische Dispositionen, aber auch Belastungen im Laufe des Lebens sein, traumatische Erlebnisse wie auch Stress in verschiedenen Spielarten. Die zu Beginn des Buches gestellte Frage aber ist noch unbeantwortet. Welche Rolle spielt dabei die Seele – was ist die Seele? Was ist denn erkrankt bei den «Seelenkrankheiten»? Brauchen wir das Wort «Seele» überhaupt noch oder ist es verzichtbar, ersetzbar durch «Psyche»? Es ist schon richtig, was Bleuler bemerkte: Das Wort Seele ist mit einigem metaphysischen Ballast beschwert. Wenn wir das Wort weiter benutzen wollen, muss es einen sichtbaren Mehrwert haben. Auf der Suche nach einem solchen Mehrwert blicken wir noch einmal zurück auf die behandelten Aspekte. Allen liegt ein gemeinsames Prinzip zugrunde, auf das wir immer wieder gestoßen sind.

Wir haben gehört, dass die Bedingungsfaktoren psychischer Erkrankungen heute mit dem Vulnerabilitäts-Stress-Coping-Konzept erklärt werden. Die gegebene biologische Disposition ist Belastungsmomenten ausgesetzt, gegen die schützende Kräfte eingesetzt werden. Ziel dabei ist, bei gegebener Empfindlichkeit einen

Gleichgewichtszustand zwischen schützenden und belastenden Kräften zu erreichen. Das Gleichgewicht ist das alles durchdringende Prinzip. Bei der Behandlung psychischer Krankheiten lassen wir uns vom sogenannten biopsychosozialen Konzept leiten. Im Blick der Therapie sind biologische Aspekte, eine Behandlung findet gegebenenfalls durch Medikamente statt. Aber auch psychologische Faktoren spielen eine wichtige Rolle – wir haben verschiedene Möglichkeiten der Psychotherapie in der Behandlung kennen gelernt. Von sozialen Aspekten war bei der Systemischen Therapie die Rede. Auch hier gilt es also, ein Gleichgewicht zu finden. Verschiedene Kräfte biologischer, psychologischer oder sozialer Natur wirken auf uns ein. Zur Erreichung des Gleichgewichts müssen entsprechende Gegenkräfte aufgebaut werden. Das Grundprinzip, das all dem zugrunde liegt, ist ein ständiges Bemühen um ein Gleichgewicht.

Säfte und das moderne Gesundheitskonzept

Neu sind solche Vorstellungen allerdings nicht. Schon die altgriechische Lebensweisheit – noch bevor es die Philosophie im eigentlichen Sinne gab – ging von einem Gleichgewicht verschiedener Kräfte aus. Berühmt geworden sind dann die Überlegungen von Hippokrates, auf dessen Verständnis des Arztberufes sich noch heute viele Mediziner berufen. Er legte die berühmte Säftelehre mit den vier verschiedenen Säften *gelbe Galle, schwarze Galle, Blut und Schleim* vor. Für ein gesundes Leben kam es darauf an, die Säfte in einem ausgewogenen Gleichgewicht zu halten. Galen, ein Nachfolger von Hippokrates, griff die Ideen auf und setzte die Ausgewogenheit der Säfte, die er Eukrasie nannte, mit Gesundheit gleich. Dyskrasie nannte er die Störungen des Gleichgewichts. Aber schon vor Hippokrates gab es ähnliche Vorstellungen im alten Ägypten. Auch die Lehre des Empedokles von den verschiedenen Elementen hatte als Kern der Überlegungen Gleichgewichtsvorstellungen.

Die Idee der Säfte hat noch bis ins 18. und 19. Jahrhundert nachgewirkt und die Medizin beeinflusst. Die moderne Wissenschaft hat diese Konzepte abgelöst oder wichtige Teilerkenntnisse daraus auf eine naturwissenschaftliche Basis gestellt. Was aber sind moderne Modelle von Gesundheit?

Der Psychologe Peter Becker legte mit seinen Mitarbeitern 1994 das sogenannte *Stress-Ressourcen-Modell* von Gesundheit vor. Es basiert auf Erfahrungen aus der Stressforschung und Konzepten der Salutogenese (die Salutogenese fragt nach den Faktoren und Wechselwirkungen, die zur Entstehung und Erhaltung von Gesundheit führen). Das Stress-Ressourcen-Modell lässt sich ganz einfach erklären, weil wir es eigentlich schon kennen gelernt haben. Gesund ist man demnach nicht einfach nur dann, wenn Symptome und Befindlichkeitsbeeinträchtigungen fehlen. Entscheidend ist vielmehr, dass Ressourcen, also positive Kräfte, genutzt werden können, um auf belastende Kräfte zu reagieren. Wenn therapeutische Maßnahmen wirken sollen, müssen die Ressourcen möglichst gestärkt und muss Stress möglichst verringert werden. Die modernen Vorstellungen von Gesundheit handeln also nicht mehr einfach von einem Ursache-Wirkungs-Prinzip – ich habe einen Virus eingefangen, also bekomme ich einen Schnupfen. Vielmehr sind es Gleichgewichtsvorstellungen, die uns in der Ursachenerklärung und der Therapie leiten. Eigentlich ist das Vulnerabilitäts-Stress-Coping-Modell nichts anderes als eine Variante des in der modernen Gesundheitsforschung gültigen Stress-Ressourcen-Modells. Es ist erklärungsmächtiger als frühere Vorstellungen, weil es das Wechselspiel der Kräfte ins Blickfeld rückt. Beim Schnupfen und dem Virus spielen eben auch meine Abwehrkräfte und andere Faktoren eine Rolle.

Das Seelengewebe

Für Aristoteles war die Seele in Abgrenzung zu seinen philosophischen Vorgängern nicht einfach ein Prinzip, das mit dem Körper und Geist zusammenwirkte, aber eben in seiner Natur vom Körper unterschieden werden konnte. Vielmehr verstand er unter der Seele die belebende Kraft eines Lebewesens. Seele haben nach ihm nicht nur Menschen, sondern auch Tiere und zum Teil auch Pflanzen. Die Grenzlinie liegt nicht zwischen Körper und Seele, sondern zwischen lebendig und nicht lebendig. Auch heute drücken wir uns in diesem Sinne aus. Maschinen würden wir keine Seele unterstellen, und das schwierige Klavierstück, das der technisch brillante Pianist zum Vortrag bringt, erscheint uns etwas leblos, wenn nicht auch die Seele mitspielt. Wir bezeichnen es dann als technisch perfekt, aber seelenlos. Ich halte es für sinnvoll, auf diesen Seelenbegriff zurückzugreifen – vor allem dann, wenn wir die Idee des Gleichgewichts der Kräfte als grundlegendes Prinzip von Gesundheit und dessen Störung als Kernursache von Krankheit akzeptieren. Die Seele ist danach die Schaltstelle, die versucht, Belastungen und Abwehrstärken zu integrieren mit dem Ziel des Gleichgewichts, das zur Gesundheit gehört. Dabei durchdringt die Seele alles. Die oft gehörte Frage, ob die Seele oder das Gehirn das alles leistet, ist demnach falsch gestellt. Wie gesagt, läuft die Trennlinie nicht zwischen Körper und damit auch nicht zwischen dem Gehirn als Teil des Körpers einerseits und der Seele andererseits. Alles ist vielmehr beeinflusst von dieser integrierenden Instanz, die die inneren und äußeren Kräfte wie in einem Kräfteparallelogramm zum Ziel führt, zur Resultanten, dem Gleichgewicht. Das Seelengewebe durchdringt alles und macht das Lebewesen zu einem lebenden Wesen. Das Seelengewebe kann einen umhüllen und schützen, aber bei Überbeanspruchung auch reißen. Es kann Löcher bekommen oder bei Unterbeanspruchung erschlaffen. Oft kann das Seelengewebe eigene Kräfte gegen Belastungen mobilisieren, manchmal braucht es dafür äußere Hilfe. Das können Gespräche mit Freunden sein, für manche ist es die gelebte Religion, manchmal braucht es auch Ärzte oder Psychologen aus der Psychiatrie. Immer aber wird die Seele versuchen, das Gleichgewicht als grundlegendes Lebensprinzip wiederherzustellen.

Erich Kästner hat es in seinem Gedicht *Traurigkeit die jeder kennt* so beschrieben (ich habe Teile davon umgruppiert):

> Die Trauer kommt und geht ganz ohne Grund.
> Und angefüllt ist man mit nichts als Leere …
> Es ist, als ob die Seele unwohl wäre …
> Vielleicht hat man sich das Gemüt verrenkt?

Aber es gibt Hoffnung, die Seele arbeitet am Gleichgewicht:

> Man weiß, die Trauer ist sehr bald behoben.
> Sie schwand noch jedesmal, so oft sie kam.
> Mal ist man unten, und mal ist man oben.
> Die Seelen werden immer wieder zahm.

Obwohl Kästner am Schluss ironisch bemerkt, dass dies nicht als Trost gemeint sei – in Wahrheit ist es das doch. Stets gibt es Seelenkräfte, die es schaffen, das Gleichgewicht wiederherzustellen. In diesem Sinne wird die Seele also nicht zahm, sondern kräftig.

Wie man sich ein hübsches Leben zimmert

Auch Goethe hat sich immer wieder mit der Frage beschäftigt, wie das Lebensglück zu erreichen sei. Aus seinen vielfältigen Erfahrungen auf den unternommenen Reisen, vor allem der italienischen, aber auch aus den anspruchsvollen Aufgaben in Weimar zog er eine einfache Lebensregel und formulierte sie so:

Willst du dir ein hübsch Leben zimmern,
Musst dich ums Vergangne nicht bekümmern;
Das Wenigste muss dich verdriessen;
Musst stets die Gegenwart geniessen,
Besonders keinen Menschen hassen
Und die Zukunft Gott überlassen.

Das Leben im bewusst erlebten Jetzt, das sei das Geheimnis. Damit ist Goethe nah an Erkenntnissen der dritten Welle der Psychotherapie: Achtsamkeit im Augenblick. Aber ist das hinreichend, um das Seelengewebe frisch, stabil und einzigartig zu halten? Da darf dem großen Mann doch auch einmal widersprochen werden.

Die Auseinandersetzung mit den Erkrankungen der Seele lehrt uns, dass die Vergangenheit uns immer begleitet. Auch die negativen Erlebnisse, die Bekümmernisse, gehören zu uns. Und wäre es nicht eine etwas oberflächliche Lebensregel, diesen Bekümmernissen einfach keine Beachtung zu schenken? Das wäre doch etwas kindlich, nach dem Motto: «Augen zu, dann sieht mich niemand.» Und wie steht es mit der Zukunft? Soll ich wirklich einfach so dahinleben, weil ich weiß, dass Gott die Geschicke lenkt, oder wie viele heute sagen würden, weil sowieso immer alles anders kommt als gedacht? Ich meine, auch hier ist das Bild des Seelengleichgewichts treffender. Die Lasten der Vergangenheit sollten im Rückblick mit den früheren Freuden im Gleichgewicht stehen. Beides hat mich zur Gegenwart geführt, zum hübschen Leben, wenn es denn in der Balance ist. Auch die Bekümmernisse haben mich aber verändert, vielleicht reifer gemacht, vielleicht das Seelengewebe gestärkt. Werde ich wieder derselbe sein wie vorher? Wir haben diese Frage bei Menschen mit psychischen Erkrankungen kennen gelernt. Und die Antwort war: Nein! Jeder verändert sich durch die Erlebnisse, die er macht. Eine Phase psychischer Instabilität ist eine wirkungsmächtige Erfahrung.

Aus diesem Grund darf man sich den Zustand des Gleichgewichts nie statisch und starr vorstellen. Die Vergangenheit wirkt auf meinen gegenwärtigen Zustand und verändert ihn dauernd. Mit jeder Stunde, mit jeder Erfahrung wirkt etwas Neues auf meine Gegenwart ein. Damit sind wir einem zweiten wichtigen Lebensprinzip auf der Spur. Ohne dieses zweite Prinzip wären Gleichgewichtszustände eher ein wenig langweilig. Noch ein Geheimnis gilt es also zu entdecken. Allerdings eines, bei dem uns schon wieder der Geheimrat aus Weimar einen Schritt voraus war. Wir werden gleich ein letztes Mal in seinen Büchern nachsehen. Vorher suchen wir aber Antworten an unerwarteten Orten: im Zirkus und im Bunker!

Von Drahtseilartistinnen und Kriegsbunkern

Wann waren Sie das letzte Mal im Zirkus? Vielleicht erinnern Sie sich an die Seiltänzerin. Ist es nicht erstaunlich, was sie auf dem dünnen Seil alles zustande bringt? Wenn wir ihr genau zusehen, bemerken wir noch etwas zusätzlich Wunderliches – vielleicht ist es Ihnen gar nicht aufgefallen. Sie versucht nicht, möglichst ruhig zu stehen! Das aber müsste man doch vermuten, denn das Ziel ist natürlich, oben zu bleiben und nicht abzustürzen, fast wie im richtigen Leben. Aber die Akrobatin bleibt keineswegs so ruhig und starr wie möglich. Sie schwankt. Sie bewegt sich rhythmisch hin und her und gleicht dabei kleinere Unsicherheiten immer wieder aus. Sie erreicht Stabilität durch regelmäßige Bewegung!

Zum Glück stehen wir im Leben meist auf etwas festerem Boden als die Akrobatin, selbst wenn wir in schlimmen Momenten das Gefühl haben, dass der Boden unter uns schwankt. Aber das Grundprinzip gilt auch für uns. Gleichgewicht erreichen wir nicht durch Stillstand, sondern durch Bewegung. Immer wieder müssen wir uns neuen äußeren Einflüssen stellen, immer wieder neue innere Kräfte entwickeln. Leben ist ein ständiges Hin und Her von Kräftewirkungen. Unser Seelengewebe wird angegriffen, es kann aber auch immer wieder neue Abwehrkräfte hervorbringen. Manchmal reichen die eigenen Kräfte nicht aus, dann braucht es Hilfe von anderen.

Die Beobachtungen im Zirkus entsprechen neuesten naturwissenschaftlichen Erkenntnissen. Es gibt sogar eine eigene Disziplin, die sich mit den grundlegenden rhythmischen Bewegungen beschäftigt: die Chronobiologie. Es ist die Lehre vom Einfluss rhythmischer Zeitstrukturen auf Lebewesen. Die Chronobiologie geht zurück auf den badischen Biologen und Verhaltensphysiologen Jürgen Aschoff. Nach dem Zweiten Weltkrieg unternahm er Forschungen in alten Kriegsbunkern. Meistens waren es Studenten, die als freiwillige Versuchsobjekte eine Zeit lang in solchen Bunkern lebten. Sie waren abgeschirmt von allen äußeren Einflüssen, durften keine Uhren mitnehmen, kein Radio hören, kein TV sehen – Handys gab es damals noch nicht. Sie durften schlafen, wann sie wollten, und das Licht anmachen, wenn sie wach waren. Ideale Bedingungen, um Bücher zu lesen oder sich auf Prüfungen vorzubereiten. Untersucht wurden unter anderem die Schlaf-Wach-Zeiten. Aschoff machte eine aufsehenerregende Entdeckung. Unbeeinflusst von äußeren Faktoren stellte sich bei den Teilnehmern der Studie doch ein fester Schlaf-Wach-Rhythmus ein. Allerdings betrug die Periode nicht 24 Stunden, sondern war länger, meistens um die 25 Stunden oder mehr. Das hatte zum Beispiel zur Folge, dass einige Studenten verwundert waren, als sie nach einem Monat wieder ans Tageslicht kommen konnten: zu früh ihrer Meinung nach. Sie hatten längere Tag-Nacht-Zeiten erlebt, so dass der Monat schneller vorbei war als gedacht.

Die Hirnforschung hat in der Folge viele Zusatzerkenntnisse zu den ursprünglichen Forschungen von Jürgen Aschoff geliefert. Wir wissen heute, dass fast kein physiologischer und auch kein psychologischer Vorgang unbeeinflusst von diesen inneren Rhythmen ist. Wir kennen das Areal von Nervenzellen im Gehirn mit dem schönen Namen *Nucleus suprachiasmaticus*, das die verschiedenen Rhythmen koordiniert. Immer wieder muss der innere (endogene) Eigenrhythmus, den Aschoff gefunden hat, auf den Rhythmus der Natur korrigiert werden. Tag für Tag stellen wir unsere innere Uhr von etwa 25 Stunden auf die von der Natur vorgesehenen 24 Stunden zurück. Als Hilfsmittel dafür dienen uns das Tageslicht als Wachsignal und das Hormon Melatonin als Dunkel- und damit Schlafsignal. Inzwischen ist sogar klar, dass wir in jeder Zelle unseres Körpers einen Zeitgeber haben, der rhythmische Abläufe festlegt. Das Wort *Zeitgeber* als grundlegendes Prinzip lebender Zellen hat es deshalb auch in andere Sprachen geschafft, auch auf Englisch heißt das Phänomen *Zeitgeber*.

An dieser Stelle zitieren wir noch ein letztes Mal Goethe. Er hatte die folgende Erkenntnis zwar nicht als Erster, aber er hat sie doch wie kein Zweiter in seinen naturwissenschaftlichen Texten ausgedrückt:

> *«Betrachten wir aber alle Gestalten, besonders die organischen, so finden wir, dass nirgend ein Bestehendes, nirgend ein Ruhendes, Abgeschlossenes vorkommt, sondern dass vielmehr alles in einer steten Bewegung schwanke.»*

Ständige Bewegung und Gleichgewicht

Zwei Prinzipien können wir also formulieren, die in ihrem Zusammenspiel grundlegende Lebensprinzipien sind. Die ständige Bewegung alles Lebendigen und die ständige Bemühung um ein Gleichgewicht der Kräfte. Beides sind Grundprinzipien die in der Natur gelten, für «alle Gestalten, besonders die organischen» in Goethes Formulierung. Auch der Mensch ist eine organische Gestalt und unterliegt dem permanenten Einfluss dieser Prinzipien. Über die natürlichen Körpervorgänge hinaus, die in steter schwankender Bewegung sind, gilt diese Erkenntnis auch für das gesamte Leben des Menschen und daraus abgeleitet für eine glückliche Lebensgestaltung. Immer ist unsere Seele um innere Balance bemüht und ständig ist Arbeit für sie da, weil sich immer alles bewegt und neu gestaltet. Erst beides zusammen – Gleichgewicht und Bewegung – macht ein erfülltes oder, wie wir jetzt auch sagen könnten, ein seelenvolles Leben aus. Zu große Schwankungen sind nicht gut, zu geringe aber auch nicht. Hier versagt dann auch die Metapher der Waage, die sich unweigerlich einstellt, wenn wir an ein Gleichgewicht denken. Die Waage steht still und damit unterscheidet sie sich eben auch von einem Lebewesen. Stillstand ist beim Menschen nicht der anzustrebende Zustand. Erstrebenswert ist vielmehr jene Stabilität und Stärke, die in der Fähigkeit zur ständigen Bewegung steckt. Das ist ein neues Verständnis von Gleichgewicht. Wir erreichen diese andere Art von Gleichgewicht und mit ihr kraftvolle seelische Stabilität, wenn wir uns auf Wanderung begeben, wenn wir uns bewegen, Grenzen ausloten, uns immer wieder neuen Erfahrungen aussetzen, wenn wir uns neuen Beziehungen stellen, ohne Angst vor Enttäuschungen neue Freundschaften schließen, wenn wir uns dem Risiko der Liebe aussetzen, wenn wir uns dem Fremden mitsamt seinen Gefahren und nicht zuletzt auch unserer eigenen Angst stellen. Man muss nicht unbedingt wie Goethe das Straßburger Münster besteigen oder nach Italien reisen, um das individuelle Maß an Schwankung herauszufinden, das für einen selbst Stabilität bedeutet.

Auf diesen Wegen werden kleine Unglücke auf uns warten, manchmal auch große. Unglücke, die das Potential haben, die Stabilität, die sich aus der Bewegung ableitet, aus dem Gleichgewicht der Sicherheit gebenden regelmäßigen Schwankung zu bringen. Die Seele muss immer wieder eingreifen und Gegenkräfte mobilisieren. Ohne immer wieder gefordert zu werden, würde die Seele schwach. Wir kennen das von der Muskulatur, ohne Bewegung atrophiert sie. Wie die Muskulatur muss auch die Seele immer wieder gefordert werden. Übung macht die Seele stark. Manchmal braucht sie dabei auch äußere Hilfe durch Therapeuten aus der Psychiatrie. Das Ziel ist aber nicht der Stillstand, sondern die Bewältigung des Unglücks mit der Rückführung auf die Grundschwankung des Lebens.

Es ist diese Form von dynamischer Balance, die bei psychischen Krankheiten verloren geht. Und sie ist es, die auf dem Weg von der Krankheit zur Gesundheit als Ziel vor uns liegt. Natürlich dürfen uns dabei Erfahrungen vorsichtiger machen. Der Schwankungsspielraum ist nicht bei jedem gleich groß. Fähigkeiten, über die wir nicht verfügen, engen den Spielraum ein, chronische Krankheiten, auch psychische Krankheiten, können dies ebenfalls tun. Aber auch bei eingeschränktem Spielraum geht es immer darum, die Lebenskraft wiederzugewinnen, die in der dynamischen Balance liegt. Was wir Seele nennen, ist diese Lebenskraft.

Noch ein Dank

Ohne die vielen offenen Berichte meiner Patientinnen und Patienten hätte ich dieses Buch nicht schreiben können. Ich danke ihnen herzlich für ihr Vertrauen. Allerdings haben sie mir ihre Erlebnisse ja nicht für das Buch berichtet, sondern aus diagnostischen und therapeutischen Gründen. Dass ich deshalb ihre Angaben anonym gehalten habe, ist selbstverständlich. Ich hoffe aber darüber hinaus, dass sie auch mit dem Stil der Darstellung einverstanden sind und mit mir den Wunsch teilen, dass das Verständnis für psychische Störungen vergrößert werden konnte. Alles, was ich beschrieben habe, entstand mit dem Respekt vor dem Einzelschicksal und der Bewunderung des oft sehr tapferen Umgangs damit. Alle berichteten Beispiele sind, wenn nicht ausdrücklich anders vermerkt, von Patienten, die ich selbst behandelt habe. Ich habe einige Daten geändert, damit die Patienten nicht erkennbar sind. So könnte zum Beispiel aus einem Architekten ein Baustatiker geworden sein, der Ort der Behandlung war nicht Lübeck, sondern Basel, oder aus dem Hobby des Bergwanderns könnte das Segeln geworden sein. Ich habe aber nirgends Aspekte geändert oder dazuerfunden, die für das Verständnis der Erkrankung oder deren Folgen wichtig sind.

In meiner Studienzeit habe ich in einem Krankenhaus in Neuseeland gearbeitet und bei den Visiten auf der kinderärztlichen Station einen schwer geistig behinderten Jungen kennen gelernt. Er hatte eine seltene Erkrankung, die etwas mit einer Quecksilbervergiftung zu tun hatte, lag die ganze Zeit im Bett und konnte nicht mit Sprache kommunizieren. Allerdings lächelte er immer wieder intensiv, wenn man an sein Bett trat und mit ihm sprach. Sein behandelnder Arzt, Dr. Beasley, hat mit mir einige Gespräche über den Patienten, über Probleme der Menschenwürde und das Selbstverständnis eines Arztes geführt; für das Augenöffnen in vielen Dingen bin ich ihm sehr dankbar. Ich habe den Jungen nicht oft gesehen, seinen Namen schon lange vergessen, und mit ziemlicher Sicherheit ist er bereits vor langer Zeit gestorben. Trotzdem habe ich viel von ihm gelernt, vor allem wenn er lächelte und sich offensichtlich wohlfühlte. Dr. Beasley und dem jungen Patienten danke ich sehr dafür. Ich hoffe, dass Sie während der Lektüre auch einige Male lächeln konnten, obwohl es um psychische Krankheiten ging.

Danken möchte ich weiter meinen Freunden Prof. Hans-Joachim Hinrichsen (Musikwissenschaftler), Prof. Peter Schaber (Philosoph) und Prof. Rolf-Dieter Stieglitz (Psychologe), die das erste Manuskript gelesen haben und die mir wertvolle Anregungen gaben. Fehler oder Ungenauigkeiten, sollten sie dennoch im Buch enthalten sein, gehen natürlich ganz zu meinen Lasten. Ich danke auch sehr meinem Lektor Dr. Stefan Bollmann vom Verlag C.H.Beck, von dem ich viele Anregungen im Großen und viele Ergänzungen im Kleinen erhalten habe. Wir haben gemeinsam hart an der Seele des Buches gearbeitet.

Meiner Familie danke ich für ihre Unterstützung und die Zeit, die ich nicht mit ihnen verbringen konnte, weil ich an dem Buch gearbeitet habe. Das Buch widme ich Sabine, Hannah, Sarah und Leonie.